名医讲堂 求医助己·系列

甩掉症状 不生病

中医解读 身体求救信号

张家玮 主编

中国科学技术出版社
·北京·

图书在版编目（CIP）数据

甩掉症状不生病：中医解读身体求救信号 / 张家玮主编.
—北京：中国科学技术出版社，2011.7
（"名医讲堂·求医助己"系列）
ISBN 978-7-5046-5896-8

Ⅰ.①甩… Ⅱ.①张… Ⅲ.①中医学－保健－基本知识 Ⅳ.①R212

中国版本图书馆 CIP 数据核字（2011）第 131904 号

出 版 人	苏　青
策划编辑	张　楠
责任编辑	张　楠
责任校对	林　华
责任印制	张建农
插　　图	王家琪
装帧设计	中文天地

出版发行	中国科学技术出版社
地　　址	北京市海淀区中关村南大街16号
邮　　编	100081
发行电话	010-62173865
传　　真	010-62179148
投稿电话	010-62176522
网　　址	http://www.cspbooks.com.cn

开　　本	787mm×1092mm　1/16
字　　数	125千字
印　　张	10.25
版　　次	2011年8月第1版
印　　次	2013年8月第2次印刷
印　　刷	北京长宁印刷有限公司
书　　号	ISBN 978-7-5046-5896-8/R·1530
定　　价	25.00元

（凡购买本社图书，如有缺失、倒页、脱页者，本社发行部负责调换）

内容提要
Abstract

若干年前的"龙胆泻肝丸事件",使许多人对中药望而生畏;若干年后的中医知识大普及,又使许多人沉溺于使用针灸、中药进行养生保健而乐此不疲。然而,就如同任何事物都具有两面性一样,由于中医药学有着复杂、系统的理论,如果使用得当,可以药到病除;如果对其一知半解就盲目使用,则难免会事与愿违、适得其反。

日常生活中,我们的身体经常会出现这样那样的不适,如何正确看待身体出现的各种症状,进而采取合理有效的自我调理方法?怎样从这些错综复杂的"求救信号"当中,找到身体发病的根本原因?如何才能根据自己的身体状况,"量体裁衣"地制订适合自己的养生保健方法,从而达到"甩掉症状不生病"的目的……相信,读完这本科普指南,您一定会找到答案。

全书语言深入浅出、生动风趣,内容设计图文并茂、寓学于乐,适合每一位关注健康并且喜爱中医的人士阅读。

主　　编　张家玮
副主编　李　琳　高荣慧
编　　委　王　婧　赵乃文

自序 Foreward

时下，随着中医药知识的广泛普及和传播，越来越多的人开始借助于中医中药进行养生保健和防病治病。与头些年相比，老百姓当中，聊中医的人多了，看中医的人多了，想要用中医中药进行养生保健、防病治病的人多了……按理说，这应该是件好事。然而，就如同任何事物都具有两面性一样，由于中医药学有着复杂、系统的理论以及独特、确切的疗效，如果使用得当，可以为人类的健康造福；相反，如果仅凭从广播、报纸或电视上获取的那一星半点儿的中医知识就开始"满腔热血"地服用中药，则难免会出现这样那样的弊端：轻者没效，重者加重，甚至有些还旧病没去、新病又来。究其症结，都是由于对中医药知识一知半解、道听途说乃至滥用中药造成的。

比如，日常生活中经常可见，有的人大便一干就开始用番泻叶泡水代茶以润肠通便，有的人一上火就开始吃三黄片以泻火解毒，有的人把朱砂安神丸当成改善睡眠的保健品，有的人为了调理月经而拼命吃乌鸡白凤丸……殊不知，从中医角度来看，造成大便干、上火、失眠以及月经不调的原因有很多，治疗思路也各不相同，如番泻叶适用于实热便秘，三黄片适用于三焦火盛，朱砂安神丸适用于心火偏亢、阴血不足的失眠，乌鸡白凤丸适用于气血两虚、下元不足的月经不调。因此，如果单纯片面地根据中药的某些功效而盲目服用，缺乏中医师的指导与建议，有时可能会"歪打正着"、"心想事成"，恐怕在更多的情况下会事与愿违，适得其反。

俗话说，是药三分毒。用对了就是药，用不对就是毒。作为一门医学，尤其是有着悠久历史、源远流长的中医学，其丰富多彩的理论以及千变万化的方药，若非"铁杵磨成针"的工夫和精神，很难对其有准确把握。从最早的中医典籍《黄帝内经》问世，中医学发展到今天已经有逾2000年的历史。这期间，各个朝代的著名医家根据各自不同的临床实践，不断充实与丰富着《黄帝内经》的学术内容。中医的整体观念、辨证论治、天人合一、形神合一等思想，处处体现在对于生命现象的认知以及疾病的诊断、治疗、预防和调护当中。如果对于中医的这些思想不能很好地领会，单凭感觉和直觉去使用中药，就难免会"头疼医头、脚疼医脚"。不仅疗效得不到保证，有时还可能会贻误战机、耽误病情。

举个最简单、也是最常见的例子，每到冬季，感冒、发烧、咳嗽、咽痛的人就开始增多，也就是西医常说的"上呼吸道感染"、"支气管炎"、"肺炎"等。很多人为了图省事儿，就直接到药店去选购治疗感冒的中成药。对于没有多少中医知识的人来说，他们购药时所凭借的往往是感觉和直觉。这样一来，药品名称中或者药品功效中标注的"清热"、"清肺"、"止咳"、"感冒"等字眼儿也就变成了患者购药的依据。加之，许多药品广告反复宣传这种或那种中成药可以治疗流感，于是乎，一个很科学、很严谨的问题就在有意无意中被"简化"了。实际上，中医治疗感冒，分好几种情况，有外感风寒型、外感风热型、外寒内热型、气虚感冒型、阴虚感冒型等，其用药规则也各不相同。试想，如果使用中药时统统置这些于不顾，那么，治疗效果可想而知。

笔者就曾遇到过好多这样的患者。一个小小的感冒，药吃了不少，可就是好不利落，去不了根儿，总是咳嗽、吐痰。像这种情况，不用问，八成是药没吃对。帮他一改药，病很快就好了。中医治病，讲究因人、因地、因时制宜，同时，还讲究同病异治、异病同治。何谓同病异治？比方说，都是感冒，有的需要辛温解表，有的需要宣肺止咳，有的需要散寒蠲饮，有的需要清热养阴；都是月经提前，有的需要清泻内热，有的需要滋阴降火，有的需要补益气血，有的需要疏肝理气。那异病同治呢？比如，常用的中成药逍遥散，既可以用来治肝炎，又可以用来治胃炎，还可以用来调月经、降血压。如果用西医的思路来分析，这简直是不可思议，而这恰恰是中医的特色所在。

中医治病，讲究调理，调什么呢？调整人体的整体机能状态。看看人体的五脏六腑、气血阴阳何处出现了问题，然后有针对性地进行调治。病究竟是在肝，还是在心？是在脾，还是在肺？是在气，还是在血？是在表，还是在里？是属寒，还是属热？是属实，还是属虚……这些，是每位中医大夫时时刻刻都在思考的问题。也就是说，中医治病，针对的是已经偏离平衡状态的人体，而治疗的目的，就是使人体重新回到或尽可能回到一个相对平衡的稳态。因此，中医在治疗时，非常注重寻找使人体功能失衡的原因，也就是人们常讲的"中医治根儿"。那么，这个根儿到底在哪儿？这个根儿到底指什么？这是每一位看中医的人都急于知道并想要了解的问题。

为了让大家了解中医看病的基本思路，懂得使用中药需要依靠系统的理论，同时，也为了让大家对于中医常见病、多发病的常见分型（也就是人们所说的"病根儿"）有一个初步的认识，我们编写了这本《甩掉症状不生病——中医解读身体求救信号》。应该承认，书中内容虽未能囊括中医临床诊治常见病、多发病的全部，但是，如果读者阅后能够对中医治病的基本思路有一个初步的了解，对于日常使用中医中药原理进行养生保健有一定的指导作用，日后能够更好地配合中医大夫完成日常护理和诊疗工作，那么，我们的写作目的也就达到了。愿本书的出版，成为您走近中医中药的益友；愿本书的问世，能够为中医中药的科普工作尽绵薄之力。在本书的写作过程中，得到中国科学技术出版社张楠主任和孙博编辑的大力支持与协助，在此表示衷心的感谢！

张家玮
2011 年 1 月

目录 Contents

1　第一章　全身常见症状

发热 / 1　　汗出 / 6　　怕冷 / 9
消瘦 / 12　　水肿 / 14　　身上发痒 / 18
浑身没劲儿 / 21

23　第二章　常见精神症状

嗜睡 / 23　　失眠 / 26　　多梦 / 28
健忘 / 30　　焦虑 / 32　　心烦 / 34

35　第三章　颜面常见症状

面色发红 / 35　　面色发黄 / 38　　面色发白 / 41
面色发黑 / 43　　脱发 / 45　　痤疮 / 48
头晕 / 50　　头痛 / 52

55　第四章　咽喉常见症状

咳嗽 / 55　　痰多 / 58　　嗓子疼 / 60

62　第五章　五官常见症状

视力下降 / 62　　眼睛干涩 / 65　　眼睛发胀 / 66
耳鸣耳聋 / 67　　口舌生疮 / 70　　口干口渴 / 72
口苦 / 74　　口臭 / 76　　牙痛 / 78

第六章　胸部常见症状 — 80

心慌心跳 / 80　　胸闷气短 / 82　　两胁胀痛 / 84

第七章　胃部常见症状 — 85

吐酸水 / 85　　打饱嗝 / 87　　胃胀 / 89
胃痛 / 92　　恶心呕吐 / 95　　不想吃饭 / 98

第八章　腹部常见症状 — 100

腹胀腹痛 / 100　　腹泻 / 103

第九章　二便常见症状 — 106

不大便 / 106　　大便干 / 109　　小便频 / 112
小便痛 / 114

第十章　四肢关节常见症状 — 115

关节酸痛 / 115　　腰酸腰痛 / 118　　手脚麻木 / 120
手脚发凉 / 122　　足跟疼痛 / 124

第十一章　男性常见症状 — 125

阳痿 / 125　　遗精 / 128　　早泄 / 130

第十二章　女性常见症状 — 131

痛经 / 131　　白带过多 / 134　　乳房胀痛 / 136
月经量过多 / 137　　月经量过少 / 139
月经提前 / 142　　月经错后 / 144

附　表 — 146

第一章 全身常见症状

发热

1 受风着凉

受风着凉是引起发热的最常见原因。中医认为，在人体的体表有一层起着保护和防卫作用的阳气。在正常情况下，就是因为有了它的防护，所以我们才不容易受到外来邪气的入侵。如果由于生活起居不慎，没有采取防寒保暖措施，使风寒邪气乘虚而入，这时，体表的那层阳气就会和入侵的邪气"混战"在一起，正邪交争，战斗达到了白热化程度，人体就开始发热了。

我们很多人都有过感冒发烧的经历，一不小心，受了风、着了凉，很快就会全身发冷，冷得直打哆嗦，穿多少、盖多少都不管事儿。可一摸脑门儿，倍儿烫！奇怪，发热是正邪战斗的结果，可以理解，那为什么还会怕冷呢？原来，当体表那层阳气与外来邪气"混战"在一起的时候，在最外层负责保护和防卫的阳气数量势必减少，人体缺乏阳气的保护和温煦，就会表现出怕冷了。因此，既发热，又怕冷，就成为受风着凉的典型特征。除发热、怕冷外，受风着凉的人还会出现浑身没劲儿、全身酸痛、头痛、不想吃饭、打喷嚏、流清涕等表现。在日常护理方面，要加强防寒保暖措施，多穿一点儿，多盖一点儿，以免再次感受风寒。同时，要注意多喝水，饮食以清淡、易消化为主。食疗方面，可以用葱白、生姜、香菜熬水，趁热一喝，发点儿汗，发热很快也就解除了。

2 夏天中暑

> 夏天中暑也是引起发热的重要原因。炎炎夏日，烈日当空，如果长期在外边暴晒，或者工作环境温度太高，加之防暑降温的措施不利，人就会发生中暑。暑，是中医所讲风、寒、暑、湿、燥、火六气之一。正常情况下，六气是六种自然界的天气变化，不会伤害人体。如果这六种气候变化过于明显和剧烈，人体一时适应不过来，那就要得病了。中暑，就是夏天暑热邪气过盛，伤害人体所生的疾病。

由于"暑"的本质是火热，是一种在炎炎夏日出现的火热之邪，而这种火热邪气又具有伤津耗气的致病特点，因此，中暑之后，人就会表现出发热、口渴、多汗、面色发红或发白、头晕、头痛、浑身没劲儿、四肢酸懒、注意力分散、动作不协调等征象。如果进一步发展，随着伤津耗气的程度逐渐加重，人体还可能表现出四肢湿冷、血压下降、脉搏加快等。这时，要做的是赶紧把病人转移到阴凉通风处，并及时补充盐分和水分。如果处理及时，病情一般可在数小时内缓解。为了预防中暑，除加强防暑降温措施之外，平时应注意劳逸结合，工作强度不要过大，劳动时间不宜过长，要保证充足的睡眠。食疗方面，绿豆汤、酸梅汤、西瓜等都是夏季不可或缺的防暑佳品，可以常吃。

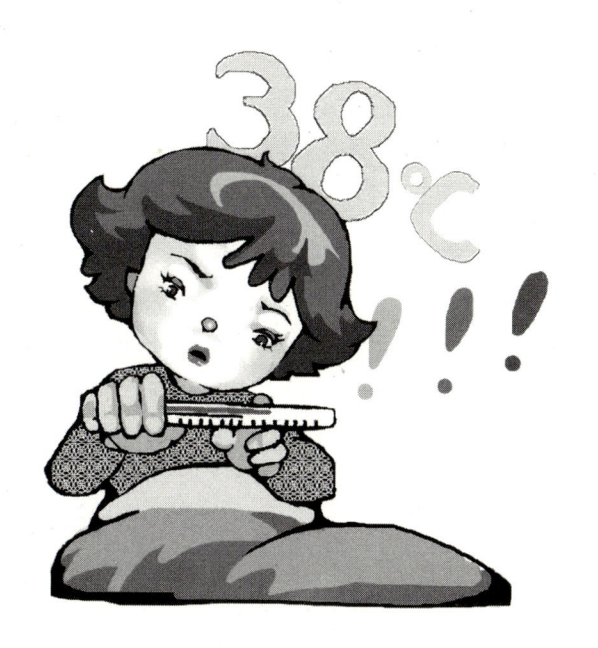

3 脾胃虚弱

脾胃虚弱也是引起发热的原因之一。日常生活中，经常可见，有的人吃完饭后喝一碗热水或热汤，马上就面红耳赤、汗如雨下。从中医角度来看，这种情况八成是由于脾胃虚弱引起的。我国金代著名中医学家李杲就曾经描述这种发病情况："夫饮食不节则胃病，胃病则气短、精神少而生大热，有时而显火上行，独燎其面。"可见，不要一看到发热就习惯性地想到有火，脾胃虚弱也能引起发热。

一般来讲，由于脾胃虚弱引起的发热，多为自觉性发热。绝大多数病人用体温表测量，体温并不高，可是病人却烦热得要命，有时还大汗淋漓。除此之外，这种烦热还有一个显著的特征，那就是病人一到凉快的地方，或者稍微将衣服解开一点儿，烦热很快就消失了。可见，对于日常生活中经常怕热的人，可别一见"怕热"就以为是"有火"而给吃泻火的药。万一这种"怕热"是由于脾胃虚弱引起的，那么，再吃泻火药就无异于雪上加霜，给本来已经虚弱的脾胃又来了沉重的一击。从临床来看，脾胃虚弱的人多身体消瘦或虚胖、浑身没劲儿、不想吃饭、大便偏稀或次数偏多、稍微多吃一点儿就腹胀。日常护理方面，要注意劳逸结合，保证充足的休息和睡眠，平时，可以用西洋参、麦门冬、五味子、炙甘草泡水代茶，既补气，又养阴，又止汗，一举三得，不妨一试。

4 阴虚有热

> 阴虚有热也是造成发热的原因。跟上述几种发热不同，阴虚有热多见于更年期的女性。中医认为，女子以血为先天。随着更年期的到来，女性身体内的阴血数量开始逐渐减少。如果阴血亏虚到一定程度，不能与相对偏盛的阳相匹配，虚热内蒸，那么，更年期的女性就会感觉发热了。

经常可见这种情况，有的更年期女性动不动就起急冒火、心烦发热。从中医角度来看，很多情况下都属于阴虚有热。和脾胃虚弱引起的发热一样，这种发热也属于一种自觉发热，绝大多数不能用体温表量出来。而且，病人在自觉心烦、发热的同时，还往往伴有脾气变大、情绪爱激动、面部烘热、面部发红、阵阵汗出、夜里睡觉不踏实等表现，有的人还会出现盗汗。笔者就曾见过一位58岁的女性，每天中午一吃完饭，就开始"正襟危坐"在椅子上，手里攥着一条毛巾。问她："要干嘛？"回答："擦汗。"果不其然，不一会儿，脸就变红了，豆大的汗珠开始噼里啪啦地从头上往下掉，一般得持续半个多小时。同事当中，有知道的，已经习惯了，不以为然；不知道的，一看吓一跳，甚至有好心人准备拨打"120"。这就属于典型的更年期发热。日常护理方面，阴虚有热的人，千万不要再吃辛辣容易上火的食物，更不能饮酒。食疗方面，百合、阿胶、枸杞、桂圆、麦门冬、五味子等可以养阴止汗，泡水代茶，可以常喝。

汗出

1 阳气不足

> 阳气不足是造成汗出的最常见原因。经常可见有些人，比一般人容易出汗，动不动就大汗淋漓。稍微一活动，出汗更为明显，中医管这种现象叫自汗。一般来讲，出现自汗的原因主要在于人体阳气不足。中医认为，气对人体具有保护体表、固护体表的作用。如果把人体比作一个国家，那么气就像保卫边疆的士兵，既不能让自己的人随便出境，也不能让外面的邪气随便入侵。对于气虚的人来说，稍微一活动，气的保护和固护作用减弱，于是汗液就从汗孔外泄，这时，你就会大汗淋漓了。

既然造成大汗淋漓的原因在于阳气不足，那么，平时的工作和锻炼就要注意不要再让有限的气受到伤损。比如，尽量不要进行运动量过大的体育锻炼，尽量避免参加劳动量过重的体力劳动。在保证得到充分休息的前提下，适度运动，劳逸结合，以运动后不感到疲乏为准。平时，可以采取比较简便易行的食疗方法补充人体内的阳气，如山药、大枣、饴糖、蜂蜜、扁豆、羊肉、牛肉、莲子、糯米等具有补气作用的食品，可以常吃。另外，还可以选择糖醋党参、黄芪炖鸡、韭菜鸡蛋、牛肉炖土豆等稍微复杂一点儿的"药膳"，效果也不错。同时，可以采用单味西洋参泡水代茶，每天10克，也能起到很好的补气止汗作用。

2 阴虚有热

阴虚有热也是造成汗出的常见原因。跟阳气不足导致的汗出不同，这种汗出的特点是多见于睡着以后出汗。往往在醒来时才发现自己身上汗漉漉的，衣服、枕巾和被单全都湿了，厉害时像水洗过一样，中医管这种汗出叫"盗汗"。取意为偷偷摸摸地出汗，睡着以后出汗。一般来讲，造成这种出汗的原因多属阴虚有热。

《黄帝内经》中有一句话，叫"阴在内，阳之守也；阳在外，阴之使也"，非常恰当地说明了人体内部阴阳之间的相互为用关系。即内在的阴，是外在的阳的物质基础，同时，还要依靠外在的阳的守卫；而外在的阳，是内在的阴的功能表现，同时，又依赖内在的阴为其物质基础。如果人体内的阴阳运行正常，基本处于平衡状态，则白天阳出于阴，人体清醒；夜晚阳入于阴，人体入睡。如果阴虚不足，不能"守住"和"敛住"相对偏盛的阳，那么，阴液就会随虚阳外越而出现盗汗的现象。对付这种类型的出汗，不妨常吃些具有补阴作用

小贴士

《黄帝内经》，中医学第一经典书籍，撰写于春秋、战国时期，至迟成书于汉代，至今约2000年。该书托名中华始祖黄帝，以黄帝与岐伯的问答形式叙述中医学的精要。"岐黄"一词亦来源于此。

全书共分《灵枢》、《素问》两大部分，是中医学发展的理论基石，是其后2000多年中医学发展的不竭动力所在，也是中华民族防病治病、生生不息的重要保障。

涌泉穴示意图

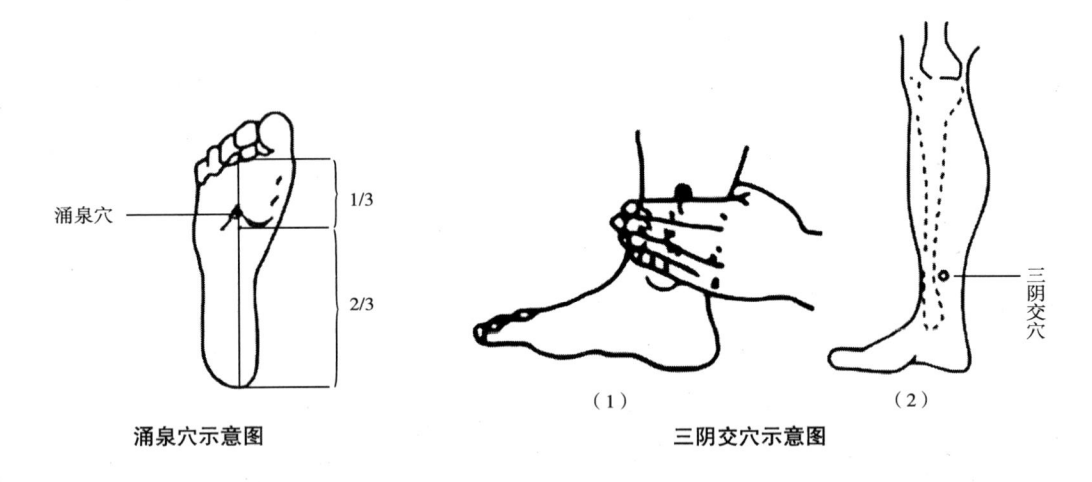

三阴交穴示意图
（1）　　（2）

的食品，如百合、阿胶、山药、枸杞、桂圆等。同时，每晚睡前按摩涌泉穴和三阴交穴也具有很好的养阴止汗作用。

怕冷

1 阳气不足

阳气不足是造成怕冷的最常见的原因。经常可见有些人，比一般人容易怕冷，平时穿衣服总比周围的人要多。别人过春天，他还过冬天；别人过夏天，他才过春天；别人过秋天，他已过冬天。夏天从不用吹空调，冬天更不敢到室外。一般来讲，这种怕冷的人多属于体内阳气不足。中医认为，气对人体具有温暖、温煦的作用。如果体内阳气不足，这种温暖、温煦的作用就要减弱，你就会觉得怕冷了。

体内的阳气为什么会不足呢？归纳起来，不外乎两点：或由于先天不足，自打生下来体质就比一般人差；或由于后天失养，使体内的阳气过度耗伤。比如，有的人喜欢体育运动，一年到头儿，不管是什么季节，只要一活动起来，就非得大汗淋漓、汗如雨下才觉得舒服。其实不然。适度运动后的汗出，是一种气血流通、皮肤表面毛孔开张的正常反应。可如果经常大汗淋漓，尤其是在秋冬这样的阳气应该收敛、内藏的季节，过度汗出肯定会让人体的阳气受到伤损。生命固然在于运动，但也要讲求个"度"。大量资料显示，很多长寿老人平时的运动量并不是很大，他们大都过着"采菊东篱下，悠然见南山"的慢节奏生活。这也是中国历代养生学家都非常强调的一点——动，但不要妄动，不要过度运动。那么，哪些食物可以补充人体的阳气呢？羊肉、牛肉、莲子、山药、大枣、饴糖、蜂蜜、扁豆、糯米等都是不错的选择。

2 受风着凉

> 受风着凉也是造成怕冷的常见原因。不过，这种怕冷多与发烧并见，有明显的受风着凉病史，而且起病多较急骤。几乎我们每个人都有过这样的经历，比如，天气突然降温，没有及时增加衣服；室内温度很高，室外温度很低，室内外温度相差较大；身上出了汗，一下子脱掉了衣服；洗澡时水凉了点儿，冻得直发抖……结果，感冒了，发烧了，身体觉得阵阵发冷，似乎穿多少、盖多少都不解决问题，这就是典型的受风着凉引起的怕冷。

为什么受风着凉之后，人就会感觉怕冷呢？中医认为，在我们每个人的身体表面都有一层起着保护和防御作用的正气。正常情况下，它可以阻挡外界各种邪气的入侵。可是，当正气的保护和防御作用减弱或外界的邪气过于强大时，邪气就会侵袭人体，这时，人就要生病了。拿受风着凉来说，风寒邪气侵袭人体之后，体表正气与之战斗，正邪之争达到了"白热化"程度，人体就会表现出体温升高。同时，由于体表正气被集中调动起来驱赶邪气，使得在体表起保护和防御作用的正气数量明显减少，这时，人体就会感觉怕冷。既然受风着凉是引起怕冷的根本原因，那么，除了注意多穿衣服、加强保暖之外，赶紧用生姜、葱根和红糖熬水，趁热喝下，寒气一散，怕冷自然也就解除了。

3 肝气不舒

> 肝气不舒也是造成怕冷的常见原因。这种情况多见于女性。中医认为，肝主疏泄气机，对一身气机起着引导和调畅的作用。如果经常生气，抑郁不解，就会使人体气机运行受到阻碍。人体的气全部堆聚在一处，不能均匀地分布到全身各处，则体表缺乏气的温暖和温煦，人体一样会

感觉怕冷。这一点，我国明代著名的中医学家赵献可很早就已经明确提了出来。

日常生活中经常可以见到，很多女性比一般人怕冷。于是乎，自以为是阳虚而大补一通。可实际上，结果并不完全如人所愿。其原因就在于，造成这种怕冷的根源在于肝气的郁而不舒，而不是体内阳气的不足。笔者曾经遇到一位40多岁的女性，平时穿衣服总比周围的人要多，夏天也从不敢开空调，可是，还总是感觉身上怕冷。补品补药没少吃，可怕冷一点儿也没减轻。原来，这位女性脾气很大，而且总爱生闷气。时间一长，气机郁闭，阳气失于布散，怕冷自然也就在所难免了。可见，心情的好坏会直接影响一个人的身体健康。对于肝气不舒的人来说，除了思想上要学会解脱，心态上要变得乐观之外，可以采用白梅花、玫瑰花、橘叶、陈皮等泡水代茶，具有很好的调理气机的作用。

小贴士

赵献可，字养葵，号医巫闾子，约生活于16世纪后期与17世纪初期，明代著名医学家。曾经提出"凡病之起，多由于郁。郁者，抑而不通之义"的观点，并且提出治疗郁证应着重肝脏。方药选择上，认为逍遥散是治疗肝郁的主方。这些观点，均对后世中医学的发展产生了深远的影响。

消瘦

1 脾胃虚弱

脾胃虚弱是造成消瘦的最常见原因。中医认为，脾主四肢肌肉。也就是说，脾胃功能的强健与否与人体四肢肌肉的关系非常密切。如果脾胃强健，则消化吸收功能旺盛，人体就肌肉发达、结结实实；如果脾胃虚弱，则消化吸收功能就差，人体就肌肉瘦削、弱不禁风。

那么，评判消瘦的标准是什么呢？一般来讲，如果实测体重高于标准体重的10%或低于标准体重的10%均可视为正常体重，如果实测体重低于标准体重的10%～20%，则可视为消瘦。从临床实际来看，即便是消瘦，还有两种不同的情况：一种是干吃不长肉，每天吃得不少，可就是不见长肉；另一种则是不想吃饭，即便是吃，也吃不了多少。无论哪种情况，其根本原因都在于脾胃功能不足。需要注意的是，有的人体重在短时间之内突然明显下降，这时，要高度警惕糖尿病或其他危险疾病的发生。脾胃虚弱的人，除肌肉瘦削之外，看起来面色多发黄或发白，并且缺乏光泽。同时，还会伴有浑身没劲儿、打不起精神、大便偏稀或次数偏多、大便无力等表现。这样的人，平时可以常吃些榛子、生姜、猪肚、牛肚、羊肚、山药、大枣、莲子等，都具有很好的补益脾胃作用。

2 阴液不足

阴液不足也是造成消瘦的原因。中医认为，就人的形体和功能而言，形体属阴，功能属阳。因此，形体的消瘦，本身就表明一个人体内的阴液是不足的。阴液对于全身各个脏腑组织器官起着濡养和滋润的作用。如果脾胃得不到阴液的滋养，就会表现出功能障碍，饮食物得不到很好的消化和吸收，人体同样会出现消瘦。

这种情况，在小孩儿当中较为多见。中医认为，小孩儿处于生长发育的旺盛阶段，身体内的阴液无时不刻都在加速合成，以满足小孩儿形体生长的需要。因此，对于小孩儿来说，体内的阴液是相对不足的，因为形体无时不刻都在迅速生长；而生长功能又相对旺盛，所以，中医也有管小孩儿叫"纯阳之体"的说法。这也就是为什么小孩儿普遍比大人好动，一刻都安静不下来的原因。身体消瘦的小孩儿，有很多就属于阴液不足，尤其是胃阴的亏损。这样的小孩儿，一伸舌头，有一个明显的特征，那就是舌苔上有一块儿或几块儿光剥的区域，其形状很像我们平时所见到的地图，中医管这种舌头叫"地图舌"。一看到这种舌头，八成病人属于胃阴不足。体内阴液不足的人，还经常可以伴见嘴里发干、嘴唇裂口、大便发干、心情烦躁、爱盗汗等表现。对于这样的人，要注意饮食以清淡甘润为主，不要食用辛辣刺激性食物，以免化火伤阴，更损阴液。平时，可以用百合、麦门冬、沙参、生甘草泡水代茶，补养阴液的效果不错。

小贴士

标准体重的简单计算方法是：标准体重（千克）= 男性身高（厘米）-105［女性身高（厘米）-100］×0.9。

水肿

1 脾肾不足

脾肾不足是造成水肿的重要原因。中医认为，脾主运化水湿，肾为主水之脏。若脾肾二脏功能不足，则人体内的水液代谢功能紊乱，水湿失于正常的运化和排泄，人体就会出现水肿。这种水肿的特点是病程较长，水肿处皮肤弹性较差，按下去多有明显的凹陷，需要较长时间才能恢复。

脾肾不足类型的水肿病人，看上去面色多发白、发黄或发黑，皮肤光泽度差，精神状态多委靡不振。很多人还会出现浑身没劲儿、比一般人怕冷、食欲减退、大便稀溏、腰膝酸软等伴见症状。对于这样的病人，日常护理时，除了低盐饮食外，加强保暖、预防感冒、节制房事、注意休息等都是不可忽略的环节。另外，由于这种病人患病时间较长，体质较差，所以家属在日常护理时往往容易陷入一味蛮补的误区。殊不知，患者此时虽有虚弱征象出现，但由于脾胃已虚，不能将外界摄入的大量高营养、高蛋白食物很好地进行消化、吸收和利用，这些营养物质及其代谢产物便会在体内堆积，时间一久，反而会对治疗十分不利。所谓拔苗助长、事与愿违说的就是这个道理。这一点，在肾性水肿的治疗方面尤为明显。因此，如果反其道而行之，清淡饮食、限制蛋白，大量事实证明，对于治疗水肿，特别是肾性水肿，是十分有益的。对于脾肾不足的水肿，食疗方面，可以用生黄芪、生薏仁各等分，煮成稀粥，长期食用。

2 湿热内郁

湿热内郁也是造成水肿的重要原因。金代著名的中医学家刘完素在中医学史上较早地认识到了这一点。从目前的临床实际来看，由于湿热内郁而导致的水肿并不鲜见。随着人们生活水平的提高，很多人饮食不加节制，或因嗜食肥甘厚味，或因过食辛辣刺激之品，或因吸烟、饮酒过多，都会造成体内湿热内郁。而湿热邪气的典型特征就是容易闭阻气机，使体内正常的水液代谢受到影响。这时，水肿病也就随之发生了。

湿热内郁的水肿，病人多伴有浑身没劲儿、心烦急躁、夜寐梦多、食欲减退、恶心呕吐、口气臭秽、小便发黄、大便稀溏、舌苔黄腻等表现。这样的人，更要注意，饮食应以清淡、易消化为原则，且不要盲目服用各种补品补药。因为鸡、鸭、鱼、肉，膏粱厚味之品，在中医看来，都容易影响脾胃的运化，从而导致病人体内湿热的生成。而通过进食清淡、易消化的饮食物，还脾胃一个轻松的工作环境，对于清除体内湿热是非常重要的。目前市售的各种补品补药，之

小贴士

刘完素，字守真，河北省河间县人，故后人又称其为刘河间。大约生活在北宋末年至金朝建立初期，是我国古代著名的医学家。对中医火热性疾病的辨证治疗颇有创见，曾经提出"六气皆能化火"的著名观点，对后世中医学的发展影响深远。在水肿病的认识问题上，认为湿热内郁、气机不通是造成水肿的重要原因，为水肿病的临床治疗提供了非常重要的新思路。

所以受到广大患者及家属的青睐，不外乎冀其扶助正气、提高免疫力。殊不知，是药三分毒。用对了，叫以毒攻毒；用得不对，会南辕北辙、适得其反。况且，众多的补品补药当中，从药性上来看，属温补者又不在少数，而这恰恰与湿热内郁型患者的治疗和护理原则相违背。看来，在水肿病人的日常护理当中，还真不能跟着感觉走！对于湿热内郁的水肿，在注意低盐饮食的同时，可以用干燥玉米须浓煎代茶饮，具有很好的清热利尿作用。

3 肺失宣降

肺失宣降也是造成水肿的原因。中医认为，肺为水之上源，主宣发、肃降，对于一身津液起着疏调和布散的作用。早在东汉时期，著名中医学家张仲景在《伤寒杂病论》中就已经提到："诸有水者，腰以下肿，当利小便；腰以上肿，当发汗乃愈"。说明了调节肺气在水肿病治疗过程中的重要意义。

打个比方，就像一把旧式水壶，如果想在倒水时让里面的水痛痛快快地流出来，壶盖上就必须有一个小孔。这个小孔的作用，就相当于人体内的肺脏。如果肺气失于正常的宣发和肃降，就相当于壶盖上没有了那个小孔，则就壶而言，倒水时，轻则费劲儿，重则倒不出来；就人体而言，水液不能很好地被疏调和布散，水肿病就要发生了。因此，恢复肺的宣发和肃降功能是治疗水肿病不可忽视的重要环节。中医管这种方法叫"提壶揭盖"。清代著名中医学家张志聪在其所著《侣山堂类辩》中就记载了一则使用"提壶揭盖"的方法治疗水肿的案例：他在苕溪遇到了一个病情很重的水肿患者，当时的医生多予服用利水消肿、通利小便之品而效果欠佳。病人仍小便不畅，肿势很甚，痛苦万分。张志聪从宣发肺气入手，采用苏叶、防风、杏仁三味煎汤温服，开上窍以利下窍，通外窍以泄内窍。结果，服药一剂，便小溲如注，肿消胀减。真应了那句话，"有其病，必有其治；言不可治者，未得其术也"。食疗方面，对于肺失宣降的水肿，可以大葱白、生姜皮、冬瓜皮各等分浓煎代茶饮，宣肺利水的效果很好。

小贴士

张仲景，又名张机，河南南阳人，东汉时期杰出的医学家。在《黄帝内经》等古典医籍的理论指导下，结合前代医家和他自己的临床经验，创造性地著成我国医学史上第一部辨证论治的专著——《伤寒杂病论》，奠定了中医学辨证论治的基础。他创立的不少治疗原则和方法至今仍广泛应用于中医临床，张仲景也被后人尊称为"医圣"。

《伤寒杂病论》，又名《伤寒卒病论》，16卷，约撰于公元3世纪初，是一部论述伤寒和杂病治疗的专著。本书成书后曾一度失传，后人将其整理为《伤寒论》和《金匮要略》二书。奠定了中医学辨证论治的基础，后人称《伤寒杂病论》为"方书之祖"。

张志聪，字隐庵，浙江钱塘人，清代著名医家。其先祖九代业医，张氏幼年丧父，学医于张卿子门下。从业中医数十年，在杭州胥山建侣山堂，聚同道及门生数十人研讨医理，著书立说，从学者甚众。撰有《素问集注》、《灵枢集注》、《伤寒论集注》、《侣山堂类辩》等。

《侣山堂类辩》2卷，医论著作，撰于1670年。上卷大多采用问答的形式阐述中医学基础理论，下卷主要阐述中药药性和方剂配伍。

身上发痒

1 受风着凉

受风着凉是造成身上发痒的最常见原因。我们每个人都有身上发痒的经历，不管程度或轻或重，很多情况下都与受风着凉有关。原来，我们的身体表面有一种起着防御作用的"气"，叫"卫气"。从名字上也可以看得出来，它的作用主要是防卫外来邪气的入侵。每当发现有风寒邪气侵袭，它就会毫不客气地冲上前去与之战斗。这时，我们的身体表面就会感觉发痒了。

对付身上发痒的最有效、最常用的方法，就是"挠挠"。"挠"这个动作可以促进局部气血的循环，帮助"卫气"赶走邪气。当然，对于受风着凉引起的发痒，避免受风是最佳不过的选择。睡觉时关好门窗，适时增减衣服，不要对着电扇猛吹，洗澡时水温要适宜……别小看这些生活细节，很多体弱或者上了年纪的人，如果能在这些方面多加注意，不给风寒邪气伤人的机会，则身上发痒的概率就会大大减少。如果不慎受了风，着了凉，身体瘙痒难耐，这时，不妨选用葱白、芫荽、薄荷、生姜等泡水代茶饮，祛风止痒效果不错。

2 阴血不足

阴血不足也是造成身上发痒的常见原因。中医认为，血对人体有营养滋润的作用，全身各个脏腑组织器官包括体表的皮肤，都必须依靠血的营养和滋润才能维持正常的生理活动。中医常讲的"血主濡之"就是

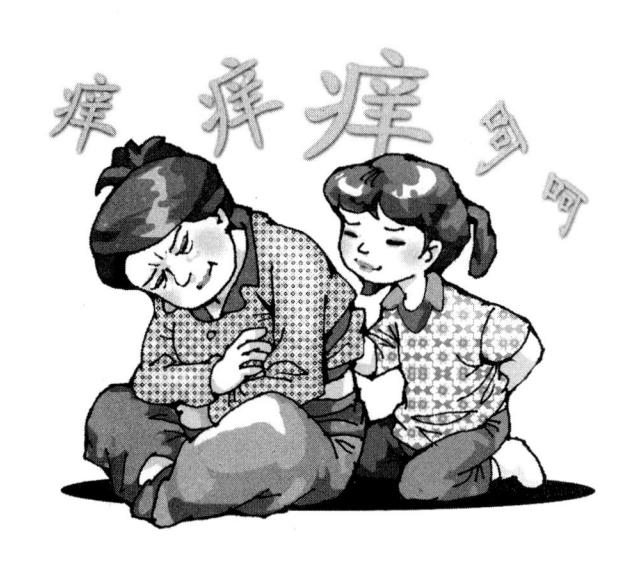

这个道理。一般来讲，阴血不足引起的身上发痒在老年人群中比较常见。尤其一到秋冬季节，随着人体精血的向内潜藏，体表阴血不足之象更为明显。无怪乎老年瘙痒症以秋冬季节为多见。

阴血不足引起的身上发痒，常常伴见皮肤干燥、失眠多梦、眼睛发涩、舌质嫩红等表现。笔者就曾遇到一位男性患者，67岁，周身皮肤瘙痒已有1年多时间，经常需要强烈持久地搔抓至皮肤破损、流血、疼痛后方才住手。病情轻时仅持续十几分钟，重时则长达数小时。对其按照老年人精血亏虚、失于濡养进行治疗，1剂后，瘙痒即止。巩固治疗2个月余，未再发作。其实，对于这一类型的瘙痒症患者，酌情选用一些具有补血作用的食品，如桂圆、甲鱼、鲇鱼、血豆腐等，同样有利于润燥止痒、滋阴补虚。

3　血里有热

血里有热也是引起身上发痒的原因之一。中医有句话："治风先治血，血行风自灭。"很多情况下，"治血"其实就是要清除血里的热毒。生活中，有些老年人有身上发痒的毛病，于是就采用泡热水澡的方法进行缓解。泡澡时觉得很舒服，瘙痒也没有了。可是，一回到家，马上又痒得不行，这很可能就是血里有热。

那么，血里的热是从哪儿来的呢？一般来讲，爱喝酒的人、爱吃辛辣刺激食物的人、爱着急上火生气的人，容易造成血里有热。这样的人，往往伴见心烦易怒、失眠多梦、恶热喜凉、大便秘结等一派火热之象。因此，要想使血里的热尽快祛除，就必须少喝酒甚至不喝酒，饮食物以清淡素食为宜，少吃辛辣刺激食物，遇事不着急、往宽处想。同时，多吃些具有清热泻火作用的食品，如冬瓜、丝瓜、苦瓜、黄瓜、西红柿、马齿苋、绿豆等，多喝绿茶、菊花、苦丁茶等，都有助于祛除血热。

浑身没劲儿

1 阳气不足

> 阳气不足是造成浑身没劲儿的最常见原因。中医认为，阳气对人体具有推动和气化的作用。人体之所以能保持旺盛的生命力，能生机勃勃地从事日常的生产和生活劳动，全凭阳气的鼓舞和推动。阳气充足，则人的精神头儿就大；阳气亏虚，则人就浑身没劲儿、不愿意动。

阳气的多少，固然与年龄的长幼有关。年轻人阳气旺盛，所以精神头儿就大；老年人阳气衰减，所以精神头儿就差。这也就是为什么许多上了年纪的人白天经常打瞌睡的原因。但是，所有的事情都不是绝对的。如果上了年纪的人注重养生，一样可以保持阳气充足、精力充沛；年轻人如果过度劳累、透支身体，致使阳气受到伤损，一样可以导致阳气衰弱、打不起精神。时下，在竞争激烈的社会里，有一种叫"慢性疲劳综合征"的病，其主要表现就是经常觉得浑身没劲儿、不愿意动，而且患病的大多是中青年人。现代社会，很多人缺乏养生知识，对自己的饮食起居丝毫不加约束，导致顿顿酒足饭饱者有之，打麻将通宵不睡者有之，夜生活过于丰富、不到凌晨不睡觉者有之……这些，都会造成阳气的过度耗散。时间一长，阳气受损，再想动已是"心有余而力不足"了。因此，为了保护阳气，一定要学会节制饮食、劳逸结合、注意休息。食疗方面，莲子、山药、大枣、榛子、糯米、羊肉、牛肉、饴糖、蜂蜜、扁豆等都是不错的选择。

2 体内有湿

> 体内有湿也是造成浑身没劲儿的原因。中医认为，湿为阴邪，属于阴性的邪气，阴邪就容易伤阳气。而且，湿邪伤人的显著特点就是困阻人体的气机。因此，在体内湿盛的情况下，阳气不能正常地发挥推动和气化的功能，人体就表现出浑身没劲儿了。日常生活中，很多形体肥胖的人不仅行动笨拙，而且全身乏力、不愿意动，这也正符合了中医"肥人多湿"的观点。

体内有湿的人，浑身没劲儿是一个典型的特征。用一句形象点儿的话来说，油瓶倒了都懒得扶一下。这种人，从表现上看，除浑身没劲儿外，还经常伴见不想吃饭、恶心想吐、大便发黏、头脑昏沉、舌苔白腻等，女性患者还可能伴有白带增多。这时，很多患者和家属一见"浑身没劲儿"，就容易想到是"虚"。于是乎，一味蛮补。三天一只鸡，两天一只鸭，还有那炖排骨和大龙虾……结果，不仅症状一点儿没改善，反而更加重了。原来，这些所谓的高营养补品，在中医看来都属于不易消化、容易化热生湿之品。大量进食之后，反而更加重了体内的湿邪和气机的困阻。正确的做法，应是反其道而行之：清淡饮食，少吃不易消化的鸡鸭鱼肉和黏腻不好消化的食物，如莜面、年糕等。同时，适当多吃些白萝卜、薏苡仁、扁豆、冬瓜等，对于祛除体内湿邪，非常有益。

第二章 常见精神症状

嗜睡

1 脾胃虚弱

脾胃虚弱是造成嗜睡的最常见原因。中医认为，脾胃是一身气血生化之源，同时对人体精气具有升举的作用。只有精气充足，同时又得以升举，清窍才能得到营养物质的供应，人就能维持正常的生命活动。反之，如果脾胃虚弱，生化乏源，气血不足，同时又不能升举，则精气就不能上荣清窍，人就表现出昏昏欲睡了。

经常可见这样的情况：有的人吃完午饭特别精神，逛街、打牌、聊天、看报纸，没有丝毫困意；有的人吃完午饭浑身没劲儿，必须睡午觉，否则，下午头晕脑胀，什么事儿也干不成。其实，后者就属于典型的脾胃虚弱，这样的人在我们周围并不少见。脾胃虚弱的人，一般与先天禀赋不足或后天失于调养有关。因此，多吃大枣、蜂蜜、饴糖、糯米、扁豆、莲子、山药、小米、牛肚、猪肚、羊肚

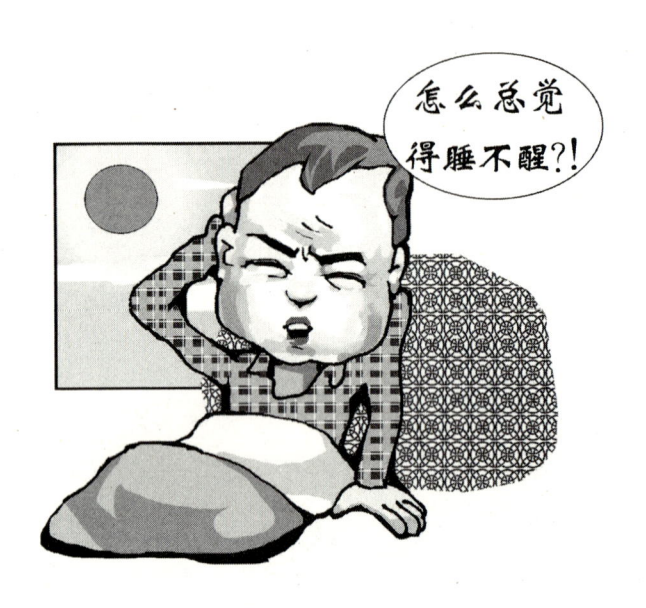

等补益脾胃的食物，再配合适度的运动，对于增强脾胃功能，改善嗜睡，非常有益。

2 体内有湿

> 体内有湿也是造成嗜睡的重要原因。中医认为，湿性属阴，性质重浊。湿邪的致病特点是闭阻人体气机，使上下内外气机运行受阻，则人体的正常生命机能都将受到严重影响。一般来讲，湿邪的产生分内、外两种途径。居住处所过于潮湿，或天气阴雨连绵，造成湿邪从外侵入，叫外湿。过食肥甘厚味、过饮冷饮，导致脾胃受到伤害，饮食物得不到正常的消化吸收，变成痰湿、水湿停聚于人体，叫内湿。

无论湿邪从内、从外侵入，其结果都会出现浑身没劲儿、困倦嗜睡的表现，甚至用某些人的话说："油瓶倒了都懒得扶"。加上头脑昏沉、食欲减退、嘴里发甜或发黏、恶心呕吐、舌苔发白、女性白带增多等体内有湿的典型表现，"湿性重浊"的特点一览无余。笔者曾经遇到过一位男士，骑着自行车都要睡着，回家什么也不想干，睡多少觉都觉得不够。问其原因，自打半年前从南方出差回来后就是如此。笔者按体内有湿进行治疗，一周后，嗜睡就明显改善。其实，生活中可以祛湿的食品很多，如扁豆、山药、白萝卜、薏米、玉米、高粱、冬瓜、洋葱、马齿苋、鲫鱼等，都可以酌情进行选择。

3 肾精亏耗

肾精亏耗也能导致嗜睡。这种情况，多见于老年人群。在老年痴呆人群中，好多就属于这一种。中医认为，脑为髓海。肾藏精，主骨，生髓。老年人肾精亏耗，髓海空虚，脑失所养，所以，同年轻人相比，老年人更容易忘事儿。如果这种情况进一步加重或者恶化，就会衍化成老年痴呆了。

《黄帝内经》中提到一种叫"瘖痱"的疾病："内夺而厥，则为瘖痱，此肾虚也。""瘖"，就是指言语不利或不能说话；"痱"，就是指四肢痿废，不能运动。《黄帝内经》认为"瘖痱"的病因与肾虚有关。老年痴呆人群中，那些不能说话、不能走路的，很多都与肾精亏耗有关。为了避免老年痴呆，平时不妨多吃些补肾填精、健脑益智的食品，如核桃、黑芝麻、桑葚、枸杞、莲子、山药、海参、木耳、鸡蛋、猪骨髓、牛骨髓、羊骨髓等，效果都不错。

失眠

1 心里有火

　　心里有火是造成失眠的最常见原因。生活中，有乐得一晚上睡不着觉的，有气得一晚上没合眼的，还有急得抽了一晚上烟的……总之，一遇到大的情绪波动，很多人就会失眠、睡不着觉。中医有句话："心主神明。"不管精神方面出了什么问题，都与"心"有着密切的关系。而"心"又是一个容易上火的脏器，一高兴、一紧张、一生气、一着急，都会引起心火上冲。心火一起，人就失眠了。

　　可见，遇事能否沉着冷静，"不以物喜，不以己悲"，不仅是一个人心理素质的表现，更重要的在于它关系到您的健康！但凡遇上点儿事就失眠的人，往往容易思前想后、怕这怕那、疑神疑鬼，越想越觉得不对劲儿，越想越觉得有问题，结果一夜没合眼。其实，很多事情都不是个人意愿所能左右的。"车到山前必有路"，"谋事在人，成事在天"。这些谚语，对于那些心里总搁不下事儿，爱起急上火的人来说，真应该好好学学。上了火，怎么办？赶紧用莲子心、竹叶、生甘草、炒栀子等泡水代茶饮，火一清，人就不会失眠了。

2 脾胃不和

　　脾胃不和也是导致失眠的重要因素。《黄帝内经》告诉我们"胃不和则卧不安"。也就是说，胃肠功能不好，消化吸收有问题的人容易出现失眠；反过来，经常失眠的人很可能胃肠有毛病。中医认为，脾胃是一身气机升降的枢纽。如果脾胃出了问题，气机当升不升，当降不降，阴阳反作，斡旋失常，同样可以造成失眠。

看来，吃饭不光是关乎消化系统的问题了，跟神经系统也密切相关。所谓"早吃好、午吃饱、晚吃少"，一方面，是指根据目前我国人民的作息情况，提出了一日三餐的大致参考标准；另一方面，"晚吃少"就是怕有些人胡吃海塞影响睡眠。因为夜晚人体的各种功能都处于较低水平，晚饭吃得过多会造成脂肪堆积使人发胖，同时，本应休息的胃肠突然负担加重，就会出现腹胀以及消化不良等现象，进而影响睡眠。特别是在夏季，脾胃功能本来就弱，如果晚饭吃得过多，就更容易导致"胃不和则卧不安"了。

3 肝肾阴虚

肝肾阴虚也是形成失眠的原因。这种情况，在老年人群中较为多见。《黄帝内经》中已有"肝藏血……肾藏精"以及"年四十，而阴气自半也，起居衰矣"的记载。人到老年，精血亏虚。阴虚于下，阳亢于上，故老年人多见睡眠减少、入睡困难、睡后易醒、肌肤干燥、牙齿脱落、头发枯白、视力减退等表现。

既然精血亏虚是不可阻挡的生命进程，那么，怎样才能减缓精血亏虚的进程呢？首先，年轻人要提倡晚婚，因为过早结婚很容易耗伤精血。其次，婚后要注意节制房事，节欲保精。再有，上了岁数的人饮食最好以清淡素食为宜。这些，都是行之有效的护养精血方法。日常生活中，枸杞、桂圆、阿胶、甲鱼、海参、核桃、猪骨髓、牛骨髓、羊骨髓等均具有很好的填补肝肾精血作用，对于肝肾阴虚的老年人非常适合。

多梦

1 心里有火

> 心里有火是造成多梦的最常见原因。中医认为，心主神明。心里有火，神明被扰，当静不静，故夜里梦多。俗话说："日有所思，夜有所梦。"白天操心太多，想这想那，就容易引起心火上冲。心火一起，心主神明的功能也就发生紊乱，致使有的人整夜做梦，有时第二天的梦还能和前一天的梦连续起来。严重者，甚至白天打盹时都梦境连连，难以安睡片刻。

可别忽视这种反应，长期大量做梦，脑细胞就得不到充分的休息。长此以往，就有可能衍化成失眠。心里有火的人，经常容易心烦、起急，心里搁不住事儿。时下，有句流行语："别理我，烦着呢！"就是心里有火的典型表现。至于出现口舌生疮、口干口苦、小便发黄、心跳加快、舌头发红等症状，那就表示心火已经很盛了。所以，保持心态平和、遇事不急不躁是避免心火的根本。如果已经有火了，不妨采用竹叶、麦冬、生甘草、百合、莲子心等泡水代茶饮，效果确切。有一点要提醒大家，咖啡、茶叶、可乐等含有咖啡因成分的饮料，不宜在睡前饮用。因为咖啡因可以兴奋中枢神经，会诱发和加重多梦的发生，严重者还可造成失眠。

2 肝里有火

　　肝里有火也能造成多梦。中医认为，肝藏血，血舍魂。也就是说，魂要依附于肝血而存在。所谓"魂牵梦绕"，就是指魂不入于肝而浮游于外的一种表现。《黄帝内经》中已有"人卧血归于肝"的记载。也就是说，当人体休息时，体内其他器官对血液的需要量减少，血液就流回肝脏储藏；当人体劳作时，机体对血液的需要量增多，肝脏就排出储存的血液，以供机体使用。当肝里有火时，火热蒸迫，血不归肝，魂不守舍，就难怪会做梦了。

　　日常生活中，经常有这样的情况出现：在单位或家里生了气，晚上躺在床上翻来覆去睡不着。好不容易睡着了，又一个梦接着一个梦，这就是典型的肝火表现。肝里有火时，还会出现口干口苦、眼睛发胀、爱发脾气、头晕目眩、大便干结、血压升高等表现。其实，"忍一时风平浪静，退一步海阔天空"。遇事不钻牛角尖，凡事往宽处想，不仅有利于建立和谐的人际关系，同时也有助于个人的身心健康。当然，您也可以选用夏枯草、菊花、苦丁茶、决明子等泡水代茶，这些对于清泻肝火具有确切的作用。

健忘

1 肾脏虚弱

肾脏虚弱是造成健忘的最常见原因。中医认为，肾脏的功能是主骨生髓，而脑为髓海。也就是说，脑的功能正常与否与肾脏的关系非常密切。如果肾脏里面的精气充足，则脑的功能就正常；如果肾脏里面的精气亏虚，则脑的功能就衰退。这也就说明了为什么上了岁数的人与年轻人相比，更容易忘事儿的原因。

健忘的表现多种多样：有的人做饭经常忘关煤气，有的人做菜经常忘了放盐，有的人出门经常忘带钥匙……如果这种忘事儿的情况经常发生，那很可能是由于肾脏虚弱引起的。这种情况多见于老年人。有一种叫"老年痴呆"的病，很多患者的发病就跟肾脏虚弱有关。肾的精气不足了，不能供养脑髓了，人的记忆力也就差了。《黄帝内经》中已有"年四十，而阴气自半，起居衰矣"的记载，说明人到中年以后，身体的各项机能已经开始衰退，肾脏的功能也不例外。当肾脏的精气亏损时，则除了健忘之外，人体还可能表现出腰膝酸软、倦怠乏力、老打瞌睡、脚后跟儿疼、比一般人怕冷、小便次数偏多、手脚发凉等症状。为了补肾，可以多吃些猪骨髓、牛骨髓、羊骨髓、栗子、核桃仁、枸杞、海参、莲子等，效果都不错。

2 脾虚湿盛

脾虚湿盛也是造成健忘的常见原因。中医认为,脾主升清,主运化水湿。也就是说,吃进的饮食物要靠脾的运化功能才能转化为对人体有用的精微物质,而这些精微物质要想上输到最高的头面部位还要依靠脾的升清功能。因此,如果体内脾虚湿盛,一方面,影响精微物质的化生;另一方面,影响精微物质的向上输送。精微物质不能输送到头面部位,清窍失养,功能失常,人体同样会出现健忘。

不过,与肾脏虚弱引起的健忘相比,脾虚湿盛的健忘没有明显的年龄特征,各年龄段都可出现。而且,从症状上看,脾虚湿盛的健忘多伴有明显的"脾虚湿盛"指征,如头脑昏沉、不愿意动、不想吃饭、恶心想吐、老流口水、大便发黏、舌苔白腻等表现,女性患者还可能伴有白带增多。很多人听说干果类食物具有补脑益智的作用,于是就拼命吃腰果、榛子、核桃、松子、板栗、开心果、夏威夷果、花生、瓜子等。不错,对于健康人来说,多吃上述干果类食物确实具有补脑益智的作用。可是,对于脾虚湿盛的人来说,就不太适宜了。因为在中医看来,上述食物比较坚硬,不好消化。因此,脾虚湿盛的人在饮食方面,应尽量选择清淡易消化的食物,不吃或少吃鸡鸭鱼肉及黏腻不易消化的年糕、莜面等。食疗方面,薏苡仁、扁豆、山药、冬瓜等能够健脾祛湿,可以常吃。

焦虑

心气不足

心气不足是造成焦虑的最常见原因。日常生活中，经常可见，有的人吃得饱，睡得香，一天到晚总是乐呵呵的；有的人则担心这，担心那，整天忧心忡忡，从没有过笑脸。很多人都以为这是性格的原因。不过，在中医看来，如果经常处于焦虑状态，那肯定是五脏六腑的功能出现了问题，而心气不足就是最常见的一种。

中医认为，心主神明，主管着人体的精神意识思维活动。从中医五脏与五志的配属关系来看，肝、心、脾、肺、肾分别对应着怒、喜、思、悲、恐，心在五志对应着喜。如果心气充足，则"喜"就能形于色。如果心气不足，则"喜"就难以得到表达，难怪人整天都忧心忡忡了。典型的心气不足的人，除有可能表现出焦虑外，还会伴见易受惊吓、无精打采、浑身没劲儿、坐卧不安、老想睡觉、心慌心跳、不爱说话、爱出虚汗等表现。导致心气不足的原因，或者

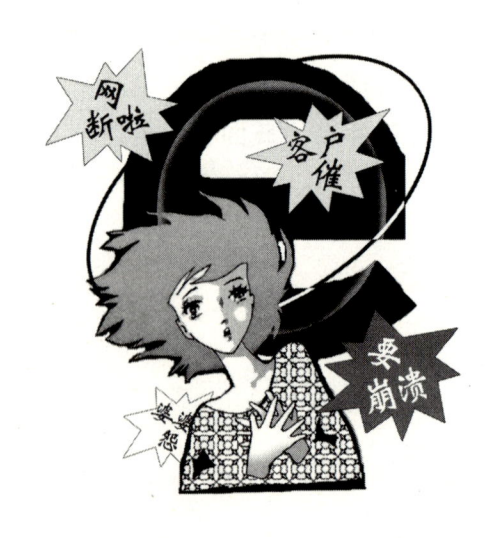

是先天亏损，或者是后天过耗。实践证明，长期的操心过度、精神紧张，很容易导致心气不足。这也就是为什么现在有些"白领"患上焦虑症、"星期一恐惧症"的原因。因此，心气不足的人，除了尽量减轻工作压力、放慢生活节奏之外，平时可以多吃一些补益心气之品，如西洋参、桂圆、肉桂、羊心、猪心、百合等。

心烦

心里有火

> 心里有火是造成心烦的最常见原因。经常听到有人说:"别理我,烦着哪",就是心里有火的典型表现。从中医五行与五脏的配属关系来看,木、火、土、金、水分别对应着肝、心、脾、肺、肾,心在五行对应着火。中医认为,烦躁是一种火象。心火一起,心烦也就在所难免了。

需要注意的是,引起心烦的心火,有实火与虚火的不同。实火多起病较急,往往着点儿急,上点儿火,心火就起来了。这种由实火引起的心烦,经常还伴有嘴干嘴苦、睡觉不好、口舌生疮、舌头发红、小便发黄等一系列心火旺盛的表现。而由虚火引起的心烦,多起病较缓,往往有一个心血暗耗或心血生成不足的过程,同时,还经常伴有心慌心跳、睡觉不好、口舌生疮、口渴欲饮、小便发黄、喜食甘凉清淡等表现,女性患者还可能会出现月经量少或月经延后。从表面上看,实火与虚火都有许多火象出现,如果不仔细鉴别,两者很容易混淆。对于实火引起的心烦,除了加强思想修养,努力调控自己的情绪之外,用竹叶、生甘草、莲子心、生地黄泡水代茶,可以起到很好的清热除烦效果。对于虚火引起的心烦,除了注意休息,加强营养之外,多吃些具有补血作用的食物,如羊肝、阿胶、大枣、荔枝、枸杞、桂圆、甲鱼、猪蹄、菠菜等,把心血补足了,阴就可以制阳,虚火一降,心烦自然也就好了。

第三章
颜面常见症状

面色发红

1 体内有热

体内有热是造成面色发红的最常见原因。红色在五行中属火，而火的性质是炎上。血具有遇热则行、遇寒则凝的特点，同时，热胀冷缩又是自然界的普遍规律。血脉遇热之后，血流加快，血管扩张，血液上涌充斥于面部，这样，你的面色就会变得红彤彤了。体内有热一般分为实热和虚热两大类。实热常见于心火、肝火、胃火和肺热，虚热常见于心、肾的阴虚火旺。

比如，面色发红、心烦起急、口舌生疮、舌尖红赤属于心火；面色发红、爱发脾气、嘴干嘴苦、胁肋胀痛属于肝火；面色发红、想喝凉水、口干口臭、牙疼便秘属于胃火；面色发红、爱流鼻血、爱长痤疮、咽喉肿痛属于肺热。而面色发红、心慌心烦、失眠盗汗、睡觉梦多、舌咽干燥属于心的阴虚火旺，面色发红、潮热盗汗、五心烦热、耳鸣遗精、脚后跟儿疼属于肾的阴虚火旺。体内的实热一般来源于爱生闷气，气郁日久可以化火；或者爱吃辛辣食物，过食辛辣可以助火。体内的虚热一般来源于操心过度或者房事过多，致使心、肾之阴受到伤损。体内有实热的人，饮食方面应以清淡素食为主，尽量少吃辛辣上火及肥甘厚味之品，同时，多吃一些寒凉性质的饮食物，如苦瓜、苦菜、西瓜、绿豆、百合、苦丁茶、菊花茶、绿茶、生普洱等。对于阴虚火旺引起的面色发红，饮食护理要做到以养阴为主，可以养阴的食物主要有百合、银耳、黑木耳、桑葚、牛奶、鸡蛋黄、梨、葡萄、西瓜、大白菜、西红柿等。常见的滋阴降火食谱有，蜜蒸百合、莲子银耳汤、冰糖梨汤、枸杞菊花茶等。

2 肝阳上亢

> 肝阳上亢也是造成面色发红的常见原因。中医认为，肝藏血，血属阴。正常情况下，肝血应保持充盈的状态。肝阴充足，肝阳不亢，阴阳平衡。如果肝血亏乏，肝阴不足，阴不敛阳，肝阳上亢，就会引起面色发红。日常生活中，高血压病人的满面通红，或恼怒吵架时的面红耳赤，都属于中医所讲的肝阳上亢范畴。

典型的肝阳上亢病人，除了面色发红外，还会伴有头晕目眩、头重脚轻、眼睛发胀、急躁易怒、头部胀痛、血压升高等表现。这时，应注意监测血压变化。还有一些肝阳上亢的病人，除了面色发红以外，其他的兼见症状并不明显。这时，很多人就会不以为然，认为既不挡吃，又不挡喝，脸红点儿没啥。其实，这种观念是非常错误的。很多人就是因为平时不太关注自己的血压，对高血压所带来的危害一无所知，结果耽误了最佳的治疗时机。一旦病情加重，轻则脑血栓、脑溢血、半身不遂、心功能衰竭，重则驾鹤西去、一命呜呼！这样的惨痛事实，在我们的身边并不鲜见！对于肝阳上亢、面色发红的病人，除注意饮食宜清淡外，日常护理时，可以用苦丁茶、决明子、菊花、生山楂、莲子心、制何首乌、罗布麻等泡水代茶，效果都不错。

面色发黄

1 脾胃虚弱

> 脾胃虚弱是造成面色发黄的最常见原因。中医认为，五脏与五色相对应，肝、心、脾、肺、肾分别对应青、赤、黄、白、黑。其中，脾胃对应黄色。因此，从中医角度来讲，如果这个人看上去面色发黄，那么，八成是脾胃出了毛病。不管是先天脾胃不足，还是后天失于调养，只要使脾胃之气受到损伤，你就会看上去面黄肌瘦了。

金代著名中医学家李杲擅治脾胃病，他将损害脾胃的原因分为三类：饮食不节、劳役过度、精神刺激。饮食不节，是指暴饮暴食，或

小贴士

李杲，字明之，自号东垣老人，河北正定人。生于1180年，卒于1251年，金代著名医学家。李杲生活的年代正处于战乱时期，人们生活动荡不定，饥饱失常，精神高度紧张恐惧。李杲根据自己的医疗实践，提出了"内伤脾胃、百病由生"的著名论点，临床治疗擅长使用温补脾胃的方法，后人称以他为代表的学术流派为"补土派"。著有《脾胃论》、《内外伤辨惑论》、《兰室秘藏》、《医学发明》等，对中医学发展有着深远的影响，其所创立的方剂，如补中益气汤、朱砂安神丸等，至今仍在中医临床被广泛应用。

吃得太少。劳役过度，包括体力劳动，或脑力劳动。精神刺激，是指强烈持久的不良精神刺激，古人"衣带渐宽终不悔，为伊消得人憔悴"就是精神刺激伤害人体的真实写照。中医认为，脾胃为后天之本、气血生化之源。要想保持红活润泽的正常面色离不开脾胃所化生气血的充盈与濡养，所以，如果脾胃受损、气血亏虚时，人的面色就会失去红润与光泽，变得萎黄无华。因此，为了保护脾胃，就要注意饮食有节、避免过劳和调畅情志。在饮食方面，要做到均衡营养，不可偏食，细嚼慢咽，定时定量，反对暴饮暴食和盲目节食，反对食后马上平卧或剧烈运动。工作、生活中，要学会劳逸结合，不要把自己搞得太累。平时遇到不顺心的事，要学会自我解脱、自我安慰。俗话说，人无远虑、必有近忧。在努力提高自身思想境界的同时，还能保护自己的脾胃，何乐而不为呢？

2 体内有湿

体内有湿也是导致面色发黄的原因。根据中医的五气配五色理论，风、暑、湿、燥、寒分别对应着青、赤、黄、白、黑。因此，如果体内湿气过盛，反映于体表，就会表现出肤色或面色发黄了。很多肝胆有毛病的人，会出现一种叫"黄疸"的症状，就是颜面发黄、眼睛发黄（主要指白睛，即眼睛中的白色部分，相当于西医的巩膜）、全身发黄、小便发黄，从中医角度来看，很多情况下，与体内湿气过盛有关。

中医认为，脾主运化水湿。所以，体内有湿的人除了可以表现出面色发黄、头脑昏沉、恶心想吐等湿气过盛的征象外，还经常伴见一系列脾失健运的表现，如倦怠嗜卧、气短懒言、不想吃饭等。女性朋友还可能表现出白带增多或出现黄带。在这种情况下，很多病人和家属一看面色发黄、浑身没劲儿、无精打采、不想吃饭，很快就联想到

"身子虚"。于是乎，就忙着进食各种补品补药。其实，很多情况下，这种盲目进补的行为不一定能收到预期的效果。原因在于，种种"虚象"的出现是由于湿邪阻滞、气血失于正常流通所导致。一味蛮补，很可能加重体内的气机郁滞，从而影响湿邪的排出。体内有湿的人，饮食方面尽量少吃黏腻不易消化的食物以及膏粱厚味之品，因为这些食物容易困阻脾胃的运化从而影响湿邪的排出。食疗方面，薏苡仁、赤小豆、白扁豆、冬瓜、白豆蔻、草豆蔻等都有祛湿的作用，可以酌情进行选择。

面色发白

1 阳气不足

阳气不足是造成面色发白的重要原因。中医认为，面色的好坏与人的体质状态密切相关。中国人属于黄种人，正常的肤色是"红黄隐隐，明润含蓄"。尽管由于先天禀赋的不同，使得人们的面色有的偏白一点儿，有的偏黑一点儿，但总以红活明润为佳象。当体内阳气不足时，一方面，导致血的化生受到影响；另一方面，使气血无力上荣于面。这时，人的面色就会有点儿发白了。

需要指出的是，这种由阳气不足而导致的面色发白，是一种缺乏生气、缺乏生机的惨白，与人们平时常说的白里透红、白白净净是两个概念。而且，阳气不足的人在面色发白的同时，常常伴有比一般人怕冷、倦怠嗜卧、少气懒言、动则汗出、大便稀溏且便次增多等表现。这时，采用恰当的食疗方法常常可以收到满意的效果。比如，平时可以常吃一些具有温养阳气作用的食物，如核桃仁、大枣、栗子、龙眼肉、牛肉、羊肉、狗肉、鸡肉、羊乳、泥鳅、鳝鱼等。还有一些食物，其温养阳气的作用虽然不如上述食物明显，但长期食用也能收到很好的补中益气作用，如粳米、糯米、小米、黄米、山药、马铃薯、胡萝卜、香菇、鹌鹑等。

2　血虚失荣

　　血虚失荣也是造成面色发白的重要原因。中医认为，心主血，其华在面。面色的红活润泽要靠血液的充养和濡润。如果由于急性或慢性的失血，或者体内血液的化生受限，都会造成血虚而不能上荣于面，表现为面色苍白或惨白。急、慢性失血的原因很多，可以为外伤、女性月经过多，也可以为便血、尿血、咳血、吐血、鼻衄、紫斑等各种出血性病证。血液的化生受限，可见于营养不良、消化吸收障碍以及盲目减肥而过度节食等。

　　对于血虚失荣而引起的面色发白，除了针对具体病因进行积极治疗外，平时也可以根据自身情况选择一些具有补血作用的食品，如阿胶、大枣、桂圆、荔枝、黑木耳、菠菜、胡萝卜、羊肉、牛肉、羊肝、猪蹄、甲鱼、鲇鱼、枸杞、海参等。笔者就曾遇见过一位二十来岁的女性，本来身体就不胖，可偏偏喜欢追求那种"骨感美"。每天吃得很少，近乎不吃饭，饿了就吃一个西红柿或一根黄瓜。结果，几个月下来，体重是降了，骨感也有了，可同时脸色也失去了往日的红活润泽，变得惨白无华。到医院一查，贫血！其实，血虚失荣的人除了面色发白以外，还会出现疲乏无力、唇舌色淡、爪甲色淡、眼睑色淡、头晕、头痛、耳鸣、眼花、注意力不集中以及嗜睡等种种表现。女性朋友还常常伴有月经失调，如闭经、月经延后或月经量少，在男女两性中还可能出现性欲减退的表现。可见，血虚失荣的"危险信号"很多，可不要非等到面色发白了才去看医生。

面色发黑

1 体内有寒

体内有寒是造成面色发黑的常见原因。中医认为，从五脏、五行及五色的配属关系来看，心属火，其色红；肾属水，其色黑。心主血，其华在面，所以健康人的面色应透露着红活润泽。如果体内阳气虚弱，火力不足，那么，水就要来克火，则水的颜色——"黑"就要在颜面部位表现出来。

当然，由于先天体质的不同，有的人面色偏白，有的人面色偏黑，不管偏白偏黑，总以红活润泽为健康的标准。还有的人长期从事室外工作，接受紫外线照射的时间较长，如农民、牧民等，他们的面色会被晒得"黑红"，这些都属健康范围。而体内有寒的面色发黑，是一种缺乏生气和活力的发黑，整个颜面色调黯淡，黑且没有光泽。对于这样的人，生活中要注意防寒保暖，随季节变化增减衣物，夏天空调不宜开得过低。平时最好不要吃冷饭，喝冷饮，以免体内阳气进一步受到损害。食疗方面，不妨多吃些大葱、大蒜、胡椒、辣椒、花椒、大料、小茴香、生姜、干姜、孜然、桂皮等，都可以帮助驱除体内寒气，效果不错。

2 肾气虚弱

> 肾气虚弱也是引起面色发黑的重要原因。根据中医的"五脏配五色"理论，肾所对应的是黑色。如果由于先天禀赋不足，或者房劳太过、久病及肾，都会造成肾气虚损而面色发黑，尤其以眼眶周围颜色发黑较为明显。典型的肾气虚弱者，还会伴有腰膝酸软、小便清长、小便频急、夜尿偏多、气短懒言、倦怠嗜卧、脚后跟儿疼等表现。

笔者就曾遇见这样一位女性，33岁，她的丈夫近年来性欲比较亢进，性生活要求频繁，故而该女性每天勉为其难地与其丈夫进行性生活。少则每天1次，多则每天2~3次。1年下来，这位女性被折腾得形容憔悴、心力不支，面色也较以前发暗、发黑，同时伴有掉头发、浑身没劲儿、嗜睡、腰膝酸痛、月经后期量少色淡、记忆力减退等表现。这就属于典型的房劳过度而引起的肾气虚衰。可见，欲不可竭，亦不可纵。中医历来把节制性欲作为养生延寿的重要内容。固然，男女之事为人之大欲所在，属正常的生理需求，适度且令人愉悦的房事有益于夫妻二人的身心健康；但若沉溺其中，乐此不疲，纵欲无度，房事过多，势必会造成肾气的虚损。对于肾气虚弱的人，可适当多吃些核桃仁、莲子、栗子、韭菜、羊肉、山药、枸杞、黑木耳、牛骨髓、羊骨髓、猪骨髓、海参等，都非常适宜。

脱发

1 肝肾亏虚

肝肾亏虚是造成脱发最常见的原因。中医认为，肝藏血，发为血之余；肾藏精，主骨生髓，其华在发。若肝肾精血充足，则头发浓密、乌黑、光亮；若肝肾精血亏虚，则头发稀疏、变白、枯槁，甚至出现大面积脱发。一般来讲，脱发多见于脑力劳动者。这也许跟长期用脑过度、耗伤肝肾精血有一定关系。

日常生活中，经常会见到这样一种现象，很多经过放疗、化疗的病人，都会出现大面积的脱发，即便是后来长出了新发，也大都纤细、憔悴，跟原来的头发简直没法儿比。其原因就在于，放疗、化疗药物在杀伤肿瘤细胞的同时，对人体的正气也产生了相当巨大的打击。肝肾精血被大大伤耗，因此出现大面积脱发。针对肝肾亏虚的脱发，平时可以吃些制何首乌、黑芝麻、阿胶、枸杞子、核桃、桑葚、桂圆、甲鱼等补益肝肾之品。只要持之以恒，日久必能获效。

2 体内有湿热

体内有湿热也是造成脱发的原因。有的人皮肤很爱出油，头发上也总是油光光的，而且经常掉头发，西医叫脂溢性脱发，中医认为是体内有湿热造成的。这种人脾胃功能不好，还吃很多的荤腥油腻、辛辣厚味以及黏腻不易消化的食物。久而久之，这些食物在体内酿生湿热，影响正常气血的化生，头发失去正常的营养，就开始出现脱发了。

体内有湿热的人，容易出现食欲减退、嘴里发甜或发黏、浑身没劲儿、头沉不清醒、一阵阵想吐、舌苔黄腻等表现，有些女性还会伴有白带增多、有异味儿。对于这样的人，饮食清淡非常重要。少吃鸡、鸭、鱼、肉，少喝酒，少吃辣椒及不易消化的食物，对于清除湿热是非常有益的。对于这样的人，笔者经常告诉他们，多吃绿叶蔬菜、白萝卜，效果都非常好。俗话说："三分治病七分养。"有时，生活调理的效果一点儿也不比吃药慢。

3 肝气不舒

肝气不舒也可以导致脱发。这样的人，往往性格内向，平时不爱与人交往。遇事儿总埋在心里，不和旁人沟通。时间一长，就容易造成肝气不舒。中医认为，肝藏血，发为血之余。肝气不舒，失于调畅，影响到气血的正常运行和化生，同样可以使头发失去正常的营养而导致脱发。

笔者曾经遇到过一位中年女性，由于家庭矛盾，平时心情总是阴阴沉沉、非常压抑。一洗头，脸盆里一把一把的全是头发。结果，一年下来，头发掉了大半。没掉的，也变得又细又脆。所谓的"气大伤身"，就是这么回事儿。从医学角度而言，也有其深刻的道理。心情舒畅，五脏六腑功能正常，气血的运行和化生功能也就旺盛，人的新陈代谢和抵抗力较强，人就不容易生病。反之，如果精神状态不好，整天眉头紧锁、心事重重，脏腑气机得不到舒展，久而久之，各种

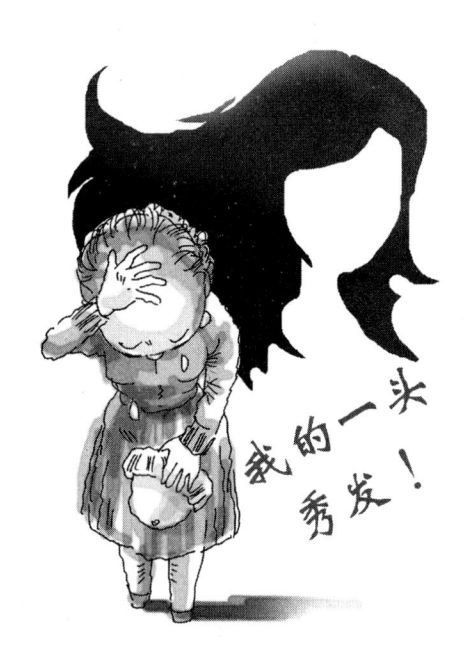

各样的疾病就会乘虚而入，找上门儿来了。看来，保持良好的心境，对于健康真是太重要了。肝气不舒的人，除了注意调整心态之外，平时可以用玫瑰花、白梅花、橘叶等泡水代茶，疏肝理气的效果不错。

痤疮

体内有热

体内有热是出现痤疮的根本原因。从中医角度来看，主要涉及心、肺、胃等三个脏腑。心主血，其华在面；肺主气，又合皮毛；胃为十二经之海，十二经气血皆禀朝于胃。无论是心、肺、胃哪一脏腑有热，都会上熏于面，形成痤疮。皮肤表面那一个个突起的小红"疱疱"，就是内在的火热欲发泄于外的征象。无怪乎痤疮多发于青壮年，年轻人"火力壮"嘛！

既然心、肺、胃有热都会引起痤疮，日常生活中就要尽量避免"引火烧身"。心是主火的脏器，心情烦躁、夜寐不安、舌红口渴、小便黄赤等都是心火亢盛的信号。对于青年男女，正处于生长发育的高峰，体内各种激素的分泌都处于旺盛阶段，所谓"豆蔻年华"、"青春萌动"就是指的这一时期。尤其是雄性激素的分泌，促使"青春美丽痘"一个劲儿地往外长。这时，加强对青少年的青春期心理教育，帮助他们树立正确的人生观、婚恋观，避免把精力浪费在早恋、暗恋及空想中，是平息心火的重要手段之一。

肺是主气的脏器，在外合于皮毛。年轻人气火旺盛，如果日常生活不加注意，使肺热越聚越多，就会出现咽喉肿痛、咳吐黄痰、大便干燥、容易外感等一系列症状，很多人颜面及胸背部会同时出现很多红色的丘疹、疱疹，严重者聚集成片，这也就是我们所说的痤疮。这时，饮食方面不妨多吃些苹果、梨、西瓜、荸荠、百合、藕、马齿苋，多饮绿茶、菊花等，上述食品都具有确切的清肺泻热功效，有利于痤疮的好转。

　　胃为十二经之海，十二经气血皆禀朝于胃。由于饮食不当，过食辛辣、油腻等刺激食物，就会引起胃热上蒸、熏灼于面，表现为面色红赤、口干口臭、牙龈肿痛、舌红苔黄等症状，口唇四周痤疮尤为明显，有的人还会出现酒糟鼻。既然这样，饮食就要多加注意了。那些容易"上火"的食品，最好"敬而远之"。避免出现胃热最简便、最经济的饮食方式就是——粗茶淡饭。当然，出现了胃热的症状也不要着急，绿豆、白萝卜、豆腐、苦瓜、各种绿叶蔬菜，都是帮您清泄胃热的最佳食品。

　　对于年轻人来说，"挤痘痘"已经成为一种美容时尚。其实，这恰恰是一种很危险和错误的做法。尤其对于长在面部鼻唇沟区"危险三角"的痘痘，更不能乱挤，此区域内的静脉丰富且没有静脉瓣。如果发生感染，脓血容易逆流，由此进入颅内而引发严重的感染。以往就曾经出现过因挤破"危险三角"区内的痘痘，而引发颅内感染的病例。其次，挤压后的痤疮，往往容易在皮肤表面遗留色素沉着或瘢痕，特别是颜面部位的会影响容貌。给患者造成生活和工作的压力，久而久之，会严重影响身心健康。总之，正确的思想引导、合理的生活方式可以为您战胜青春期痤疮保驾护航！

头晕

1 肝阳上亢

> 肝阳上亢是造成头晕的最常见原因。中医认为，肝脏具有"体阴而用阳"的特性。也就是说，肝脏是一个藏血的脏器，里面的血液应该保持充盈；而肝脏本身的作用是疏调和升发气机，对一身气机起着向上和向下的疏调作用。所以，有肝脏"体阴而用阳"的说法。正常情况下，肝脏的阴阳是平衡的。如果肝的向上升发过度，就会造成人体气机偏逆于上，中医管这种情况叫"肝阳上亢"，血随气涌，气血攻冲于上。这时，你就会感觉头晕了。

有句成语叫"怒发冲冠"，其实就是对肝阳上亢的形象写照。很多脑血管病的病人，特别是有高血压病史的人，由于生气、着急、激动而发病。他们在发病前都有明显的头晕过程，从中医角度来看，很多人就属于肝阳上亢。肝阳上亢的人，平时脾气都大，很爱生气，动不动就暴跳如雷。由于一身气血上涌，人体就会表现出头重脚轻、头脑昏沉、面红目赤、睡不着觉、恶心想吐等症状。一量血压，八成血压都会升高。因此，对于这样的人，首先应该学会从思想上克制自己。有一首叫《莫生气》的歌谣，说得很好："人生就像一场戏，因为有缘才相聚。相扶到老不容易，是否更该去珍惜。为了小事发脾气，回头想想又何必。别人生气我不气，气出病来无人替。我若气死谁如意，况且伤神又费力。邻居亲朋不要比，儿孙琐事由它去。吃苦享乐在一起，神仙羡慕好伴侣"。不管是在家里还是在外边，遇事儿心地宽一点儿、气度大一点儿、姿态高一点儿，一切也就无所谓了。肝阳上亢的人，平时可以用罗布麻、夏枯草、白菊花、决明子、钩藤等泡水代茶，平降肝阳的效果不错。

2 气血不足

气血不足也是造成头晕的原因。中医认为，头为诸阳之会。《黄帝内经》说："头者，精明之府。"也就是说，头在人体的位置最高。人体的十二经脉中，手、足三阳经均会聚于头部。头部是人体精微物质的会聚之所，也是一身气血的必达之处。如果气血不足，不能上荣于头部，同样会表现出头晕。

日常生活中，有些人会有这样的体会：蹲久了或坐久了，一站起来，就会感觉眼前一阵发黑、头晕眼花。这种情况，大多数是由于气血不足所引起。由于气血不足，在站起来的那一瞬间，气血由于惯性滞留于人体下部，不能很快到达头顶，头部失去气血的供应，人体就会感觉头晕。如果这种情况经常发生，那么就要警惕低血压病的可能。这样的人，在从蹲位或坐位站立起来时，动作要慢，不要过快，以免由于头晕剧烈而跌倒。气血不足的人，一般来讲，看起来身体比较虚弱，一天到晚"病怏怏"的，浑身没劲儿，不想说话，老想睡觉，爱出虚汗。日常护理时，除了多注意休息，不要过劳外，还要加强营养，蜂蜜、桂圆、山药、大枣、枸杞、牛肉、羊肉、鸡肉、阿胶、鲇鱼、猪蹄等补益气血，可以常吃。

头痛

1 肝火上冲

肝火上冲是造成头痛的最常见的原因。中医认为，火性炎上。也就是说，火的本性是容易往上烧。因此，如果着了急、上了火、生了气，就很容易导致肝火上冲，从而表现出头痛。这种头痛在发病部位上有一个显著的特点，那就是多发生于头部的两侧，这是为什么呢？其原因在于，头部两侧是肝胆经的循行部位。

肝火上冲引起的头痛，一般多有明显的诱因，即明显的着急上火病史。因个人体质的不同，头痛的表现也不一样：有的人表现为胀痛，有的人表现为闷痛，有的人表现为一跳一跳地痛，有的人表现为一阵一阵地痛，有的人痛得不算厉害，有的人痛得直掉眼泪……肝火上冲的人，一般来讲，性子都比较急，说干嘛就干嘛。一旦事情较多，安排不过来；或者事情不遂人意，办得不顺心，肝火就起来了。所以，《黄帝内经》中有一句话："肝者，将军之官，谋虑出焉"，说得非常形象。肝火上冲的人，还会出现心情烦躁、睡觉不好、耳鸣耳聋、眼睛发胀、嘴干嘴苦、不想吃饭、大便发干、小便发黄等表现。日常护理时，首先要学会控制自己的情绪，遇事儿往宽处想，这是平息肝火的重要条件。其次，想办法减慢生活、工作节奏，多喝水，多注意休息。平时，可以用白菊花、夏枯草、决明子、罗布麻、钩藤等泡水代茶，可以有效地清泻肝火。

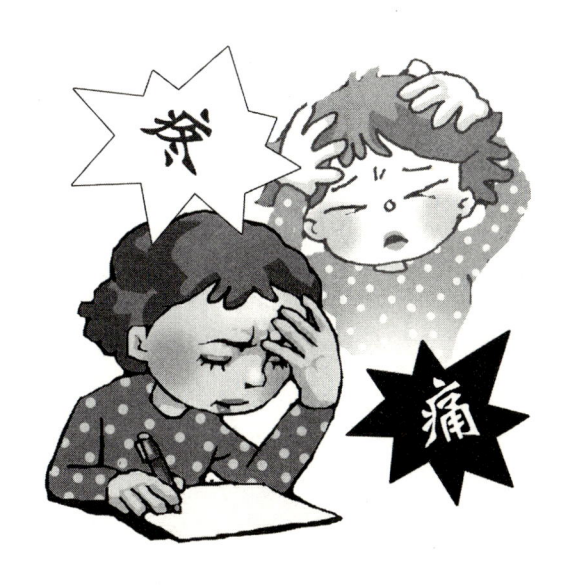

2　受风着凉

受风着凉也是引起头痛的重要原因。中医认为，阳气对人体起着保护和防御的作用，可以抵御外来邪气的入侵。人体十二经脉中，足太阳膀胱经的阳气处于人体的最外层并起着保护人体的作用。从经脉的走行来看，足太阳膀胱经的循行正好经过头部。如果受风着凉，则足太阳膀胱经的阳气为了把邪气赶出去，就会与邪气斗争，正邪交争，你就会感觉头痛了。当然，由于风寒邪气的侵袭，影响了足太阳膀胱经功能的正常发挥，也是导致头痛的原因。

受风着凉引起的头痛，从部位上看，多位于头顶、后脑勺儿以及两侧的太阳穴部位，因为这些部位恰恰是足太阳膀胱经的循行部位。当然，也有些人的头痛会出现于整个头部，这要因人而异。头痛的性质多为持续性，中间没有缓解和间断。同时，还会伴有浑身没劲儿、全身酸痛、怕冷、发烧、打喷嚏、流清涕、咽喉痛等表现。日常护理方面，一

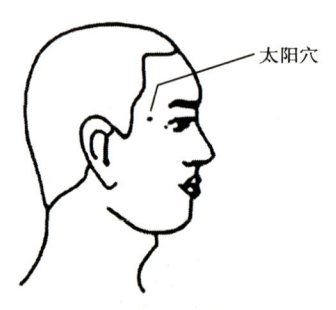

太阳穴示意图

定要加强防寒保暖措施，以免再次感受风寒。另外，多喝水，饮食清淡、易消化也是非常重要的。食疗方面，赶紧用生姜、葱白、香菜熬水，趁热喝下，寒气一散，头痛自然也就好了。

第四章
咽喉常见症状

咳嗽

1 受风着凉

受风着凉是引起咳嗽的最常见原因。"肺为娇脏",不耐邪侵。空气中的各种刺激都会使人发生咳嗽,而风寒邪气首当其冲。当外界的冷空气被吸入肺内,肺就会作出本能的反应,那就是通过"咳嗽"将这股冷空气排出体外。可见,咳嗽并不是一件坏事儿,它是在帮你赶走邪气。为什么冬天咳嗽的人多呢?原因就在于,冬天着凉的人多。

固然,咳嗽是一种本能的"祛邪"反应,但也别轻易忽视。民间有句俗语:"大夫怕咳嗽,木匠怕圪牛儿。"也就是说,如果咳嗽得不到及时治疗,迁延日久,病根儿就会越来越深,再去治疗难度就加大了。所谓"伤风不醒便成痨",就有这层含义在内。受风着凉的咳嗽,往往有很明显的着凉病史,同时,还可伴有怕冷、鼻塞、流清涕等表现。最简捷的应对方法,赶紧沏一碗生姜红糖水,趁热喝下,多盖衣被，寒气一散，咳嗽也就好了。日常护理方面，注意不要吃寒凉性质的东西。比如，西瓜、苹果、梨、柿子、香蕉、甘蔗等，更不要喝刚从冰箱里取出来的冷饮。中医有句行话："形寒饮冷则伤肺。"很多人就是不知道这一点，咳嗽刚好，一吃寒凉性质的东西，咳嗽又犯了。真可谓："三分治病七分养，稀里糊涂要不得。"

2 肺里有热

肺里有热也是引起咳嗽的原因。中医有句话，叫"火性炎上"。不管是外界温度过高，还是经常着急上火，或者长期偏嗜辛辣刺激性食物，都会造成肺里有热。肺想把里面的热气排出来，同样需要依靠咳嗽。不过，从咳嗽的声音来分辨，受风着凉的咳嗽多咳声重浊，肺里有热的咳嗽多咳声响亮。这是因为"寒"属阴，而"热"属阳的缘故。

肺里有热的咳嗽，经常伴见咽喉肿痛、吞咽困难、咯吐黄痰、口干口渴甚至鼻子流血等症状。这时，除杜绝一切引起肺热的因素之外，想办法把肺热祛除才是治疗咳嗽的根本。老百姓经常把梨、冰糖放在一起，蒸熟后吃，就是清除肺热的食疗妙方。除此之外，西瓜、苹果、柿子、竹笋、百合、香蕉、甘蔗、菠菜、菊花、马齿苋等均具有可靠的清除肺热作用。

3 肺里有痰

肺里有痰也能引起咳嗽。这种情况在老年人群中比较多见。有些老年人早上一起床，先上卫生间咳嗽一通，咯出好多黏痰。中医认为，脾为生痰之源，肺为储痰之器。脾胃是负责消化的脏器，老年人脾胃功能欠佳，如果进食了过多的鸡鸭鱼肉，不能很好地被消化吸收，就会适得其反，变成痰液储存到肺里。所谓"鱼生火、肉生痰"，说的就是这个道理。

因此，清淡素食是老年人的养生法宝，也是很多长寿老人的养生秘诀之一。《黄帝内经》中早就指出，鸡鸭鱼肉吃得太多，反而不利于身体健康，如"高粱之变，足生大丁，受如持虚"。元代医家朱丹溪还特别写了一篇《茹淡论》的文章，提倡老年人饮食不要过于油腻。时下，随着生活水平的提高，很多子女都认为"大鱼大肉"是孝敬老人的"专利"。可实际上，恰恰相反，好心办坏事的例子比比皆是。俗话说："粗茶淡饭保平安"，对于老年人更是如此。日常生活中，健脾化痰的食物很多，橘子皮、金橘、生姜、山药、白萝卜、杏仁、绿茶等，都可以酌情选用。

小贴士

朱丹溪，名震亨，字彦修，浙江义乌人，生活于1281~1358年，元代著名医学家。因其家乡有一条河流叫"丹溪"，所以世人尊称他为"朱丹溪"。朱氏出身名门望族，自幼打下很好的文史哲基础。30多岁以后，才开始学医。他在学术上受刘完素、李杲、张从正等著名医家的影响，提出了非常有名的"相火论"和"阳有余阴不足论"。在养生方面，主张节制饮食、色欲，以保养阴精。临床治疗善用滋阴降火，后世称以他为代表的学术流派为"养阴派"。他所创制的越鞠丸、大补阴丸、左金丸等至今仍广泛应用于临床，著有《格致余论》、《局方发挥》等。他的思想不仅在国内影响很大，而且漂洋过海，对国外（如日本等国）也有较大影响。

痰多

1 脾胃虚弱

脾胃虚弱是造成痰多的最常见原因。这种情况在老年人群中相当多见。经常可以看到这样的场景：在老年人的床边，放着一个痰桶或纸篓以备吐痰之用，这在年轻人群中是很难见到的。原因在于，老年人全身功能日渐衰退，脾胃也不例外。中医认为，脾为生痰之源，肺为储痰之器。如果脾胃功能欠佳，吃进的饮食物得不到正常的消化吸收，就会变成痰液储存在肺里。这也就是为什么许多老年人总爱咯痰的原因。

民间有句俗语："鱼生火，肉生痰。"也就是鸡、鸭、鱼、肉这些美味，吃不对就容易害病。因此，很多长寿老人都把吃清淡素食作为他们养生的法宝。道理在于，年轻人生命活动旺盛，对于饮食物的消化代谢能力也强。老年人生命活动衰减，对于饮食物的消化吸收功能也差。如果为了口福，不管不顾，就难免会引火烧身，好心办了坏事。笔者就曾见到许多老年人，每天咯痰不断，有的还伴有轻微的咳嗽。当给他们讲清楚痰液的由来，并告之以清淡饮食的重要性之后，他们的咯痰现象都明显好转。日常食疗方面，金橘、山药、白萝卜、杏仁等都是很好的健脾化痰之品。

2 感受外邪

感受外邪也是造成痰多的重要原因。中医认为，肺主气，司呼吸，对一身水液起着宣发布散的作用。肺在呼吸的过程中，对外界的空气非常敏感。如果外界空气过凉或过热，都会影响肺脏的呼吸功能和对水液的宣发和布散。水液失于布散，停滞在肺，就会表现出痰多的症状。这也就是为什么感冒之后，人会出现咳嗽、吐痰的原因了。

一般来讲，感受寒气，也就是俗称的"受风着凉"之后的痰多，咯吐的往往是白痰，而且质地清稀，容易咯出；感受热气，也就是俗称的"热伤风"之后的痰多，咯吐的往往是黄痰，而且质地黏稠，不易咯出。因此，同是痰多，由于伤寒、伤热的不同，治疗、护理也有很大区别。不知从何时起，民间都知道用梨、冰糖放在一起，蒸熟后吃，可以化痰止咳。其实，这种做法很不科学。因为梨和冰糖都是寒性，用来治疗热性的咳嗽痰多比较适宜，如果用来治疗寒性的咳嗽痰多显然就不对头了。对于受寒引起的痰多咳嗽，可服用生姜红糖水或葱白杏仁水。"寒者热之"，才算对路。

嗓子疼

1 肺胃有热

肺胃有热是造成嗓子疼的最常见原因。中医认为，咽喉是肺胃的门户。如果外界气温过高，肺吸入的空气较热；或者过食辛辣之品、饮酒过多，都会导致肺胃热盛而引起嗓子疼。有的人就是因为天热冒暑外出，喝水又很少，结果第二天嗓子疼。有的人就是因为头一天吃辣椒过多，结果第二天嗓子"直冒烟"。还有的人因为冬天室温较低，用空调吹暖风，结果第二天嗓子疼得不能咽唾沫。

嗓子疼看起来似乎是小毛病，无关大碍，其实不然。很多急、慢性肾炎的发生，起初就表现为嗓子疼，西医认为是 B 型溶血性链球菌感染所致。有些人就因为反复"嗓子疼"，最后不得不忍痛割爱切除扁桃体。俗话说："没有家贼引不来外鬼"。当出现嗓子疼时，说明肺胃里面已经有热。这时，如果不加注意，很容易感受外寒而得感冒。所谓"寒包火"，说的就是这个道理。其实，对付"嗓子疼"非常简单。在饮食清淡的同时，多吃苹果、梨、西瓜、冬瓜、荸荠、藕，多喝水、苦丁茶、绿茶等，嗓子很快就不疼了。

2 着急上火

着急上火也是造成嗓子疼的重要原因。中医认为，肺属金，火克金。经常听说这样的现象，每逢考试、加班，或家里遇上不顺心的事儿，心情一紧张，心里一着急，有人就会嗓子疼。这样的人往往性格急躁，容易着急上火。这种嗓子疼有一个显著的特点，那就是经常伴有耳朵里边或"脑瓜皮"疼，一咽唾沫则疼痛更加明显。这就是典型的"火克金"之象。

可见，要想解决着急上火引起的嗓子疼，首先要学会沉着冷静、遇事儿不慌。俗话说："兵来将挡，水来土掩。"既来之，则安之。事情来了，就要想办法把它解决。惊慌失措、着急上火不仅不利于解决问题，反而有害于身心健康。笔者遇到过许多这样的患者，在嗓子疼的同时，还经常可见头疼或"脑瓜皮"疼、耳朵疼、睡觉不好、嘴干嘴苦、心情烦躁、不想吃饭、小便发黄等表现。究其发病原因，均与着急上火有关。这时，可以选用的食疗方法，用桑叶、菊花、夏枯草、决明子、竹叶、生甘草、麦门冬、百合等泡水代茶，均有很好的清降气火作用。

第五章 五官常见症状

视力下降

1 肝肾亏虚

肝肾亏虚是造成视力下降的最常见原因。中医认为，肝开窍于目。肝藏血，肾藏精，精血同源。因此，视力的好坏与肝血、肾精的充足与否有着密切的关系。或因先天肝肾不足，或因后天不注意用眼卫生，都会导致视力下降。不论是青少年的近视，还是中老年的远视，一般认为，都与肝肾亏虚有关。

随着社会竞争的激烈，中、小学生课业负担的沉重已成为不争的事实。看书时间的延长，肯定会对视力造成不利的影响。加之很多家长缺乏医学常识，不能很好地为孩子提供用眼卫生方面的指导，致使损害眼睛的现象比比皆是：有整天在游戏机前打游戏的，有不分白天、黑夜看电视的，有在路上一边走路、一边坐车看书的，有躺在床上或趴在黑灯影里"用功"的……这些不良的生活习惯，都

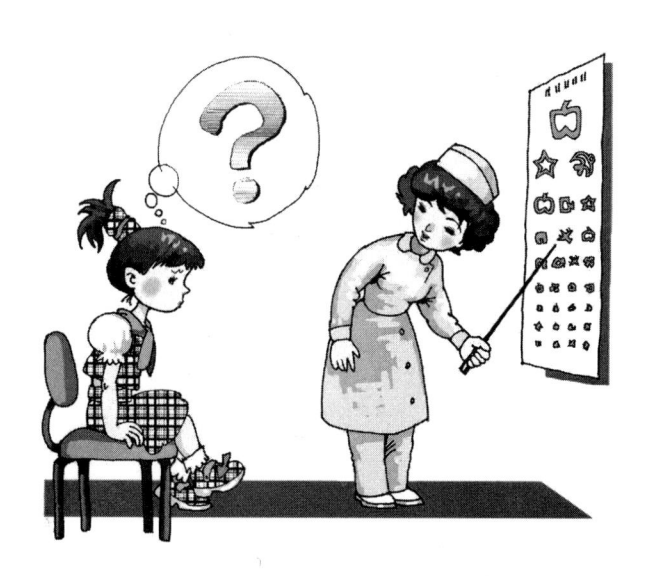

会导致视力下降。因此，在假设肝血肾精水平不变的情况下，如果能戒除不良的生活习惯，对于保护视力无疑是非常有益的。食疗方面，枸杞、桑葚、菊花既能补益肝肾，又能明目，是不可多得的食疗佳品。

2 气火上冲

气火上冲也是造成视力下降的重要原因。有一个词叫"头晕目眩"，还有一句话叫"气得两眼发黑"，说的都是一回事儿，即人在发怒、生气以后，视力会受到影响。中医认为，肝主怒，肝开窍于目。如果遇到令人生气的事儿，可能谁都会发怒，不过一会儿就过去了，这还属于正常的情志波动，不会出现什么问题。如果经常暴怒，或长期生气得不到解脱，就会气火上冲而引起视力下降。

可见，暴怒、生闷气的危害太大了。三国时，诸葛亮"三气"周瑜的典故已成为家喻户晓的"气大伤身"实例。从今日临床来看，好多青光眼患者就是由于生气着急而引起视力下降。特别是在急性发作期，由于伴有眼睛发胀、剧烈头痛、心情烦躁、睡觉不好、恶心呕吐、食欲减退、嘴干嘴苦等症状，很容易被误诊为失眠、头痛、心脑血管、胃肠以及神经、精神病变。结果，治疗了半天总不见好转。笔者就曾遇到过这样的患者，女性，60多岁，视力下降已近半年。好多中医都按肝肾亏虚进行治疗，效果欠佳。其实，就是气火上冲的问题，经笔者治疗1周，视力即明显改善。这类患者，除注意尽量不要生气外，可采用决明子、桑叶、菊花、夏枯草、竹叶、生甘草等泡水代茶，效果确切。

3　脾胃虚弱

> 脾胃虚弱也是视力下降形成的原因之一。中医认为，脾胃是一身气血生化之源，负责将一身精气升举于头面。若脾胃功能虚弱，气血生化不足，一身精气又得不到升举，同样可以造成清窍失养而出现视力下降。所谓"脾胃不和，百病由生"，就是指脾胃出了毛病，全身其他地方都有可能出现问题。

笔者在"耳鸣耳聋"一节提到的那位十六七岁的少年，体形很胖，在出现视力下降的同时，还伴有听力减退、上课注意力不能集中、浑身没劲儿、经常在课上打瞌睡等表现，很明显，属于中医的脾胃虚弱。类似这样的病例还有许多。由于受"肝主目"的影响，很多人对于视力减退都习惯于去"补肝"。比如，民间流行的做法，适量吃羊肝可以补血明目。应该承认，"补肝"是治疗视力减退的一种方法，但不是唯一的方法。因为，脾胃虚弱也能导致视力下降啊！

眼睛干涩

肝血不足

肝血不足是造成眼睛干涩的最常见原因。中医认为，肝藏血，肝主目。眼睛看东西的功能要依靠血液的濡养和滋润。如果血液不足，或者用眼不当或过度，都会导致眼睛缺乏血液的濡养，进而出现眼睛干涩、羞明难睁的表现。所以，中医有"久视伤血"之说。

当前，学习、工作压力的增大，使得广大中、小学生以及许多白领人士用眼过度；电视机、游戏机、多媒体的普及，使得沉溺于其中的人们长时间接受银屏所发出强光的刺激；夜生活的丰富，作息时间的不规律，使眼睛得不到应有的休息；处心积虑、思前想后、费尽心机又容易使肝血受到耗伤……肝血一伤，眼睛也就干涩了。还有一点需要注意，房劳过度、性生活过频也能引起眼睛干涩。这是因为，肝藏血、肾藏精、精血同源的缘故。西医有一种病叫"干眼症"，眼睛总觉得干涩、疲劳，有异物感和烧灼感。其实，这种病中的很大一部分就属于上面所讲的肝血不足。很多食疗之品，如桑葚、覆盆子、桂圆、枸杞、羊肝、猪肝等，均具有确切的养肝明目作用，您不妨试一试。

眼睛发胀

气火上冲

气火上冲是造成眼睛发胀的最常见原因。中医认为，肝开窍于目。因此，眼睛的病变多考虑与肝有关。同时，肝主怒，主疏泄气机。人在生气、发怒后，如果气机得不到很好的疏泄，气火就要上攻，就要通过"肝之窍"——"目"表现出来。久而久之，就会出现眼睛发胀等症状，故有"目为火户，目不因火不病"的说法。

气火上冲的人，往往平时脾气较大，情绪难以控制，动不动就发火。如果仔细观察，这种人的眼睛里，通常会布满很多血丝。所谓"血贯瞳仁"，说的就是这个意思。除此而外，在眼睛发胀的同时，还会伴有头晕头痛、嘴干嘴苦、睡觉不好、不想吃饭、两肋胀闷、小便发黄、血压升高等表现。这时，得赶紧想办法把"气"消了，把"火"降了。要知道，人生一世不容易。记得德国哲学家康德说过："生气，是在拿别人的错误惩罚自己……与其用痛苦一遍一遍地折磨自己，干嘛不试着去绕开它，做个聪明的人，做个善待自己的人呢？"知足者常乐！与其为小事而生气，不如为大事而争气。接下来，泡一杯茶，苏梗、橘叶、佛手、香橼、玫瑰花、白梅花可以帮助消气；绿茶、桑叶、菊花、麦冬、百合、竹叶可以帮助降火。闭目养神，想一想古人品茶的境界："自汲香泉带落花，漫烧石鼎试新茶。绿荫天气闲庭院，卧听黄蜂恋晚衙"，您还有什么想不开，放不下的呢？

耳鸣耳聋

1 肝火上冲

肝火上冲是造成耳鸣耳聋的最常见原因。很多人都有过这样的经历，或因考试而着急上火，或因生计而连日奔波，几天下来，头晕脑胀，头重脚轻，脑瓜皮一跳一跳地疼，耳朵里也不像往常那样清利，听东西时总像隔着一层东西，蒙蒙眬眬的；严重者，听力急剧下降，还会发生耳聋。其实，这就是肝火上冲的反应。

肝火上冲的人，往往爱发脾气，点火儿就着，同时还会有口干口苦、眼睛发胀、大便秘结、小便发黄、睡觉梦多、心跳加快等表现。这时，首先要做的，就是控制你的情绪，让它尽快平静下来，这是平息肝火的先决条件。其次，放慢工作、学习进度，保证充足的睡眠，多喝水，尽量减轻来自外界的压力，也很有助于平息肝火。当然，不能忘了菊花、决明子泡水代茶具有非常好的清泻肝火作用，单纯饮用绿茶也有助于清泻肝火。

2 肝肾亏虚

肝肾亏虚也能导致耳鸣耳聋。这种情况多见于老年人群。《黄帝内经》中"年四十，而阴气自半也，起居衰矣"的记载，以及民谚中"人过四十，天过午"等说法，都说明老年人精血亏虚，不能荣养清窍，以致清窍失养，发生耳鸣耳聋。和肝火上冲造成的耳鸣耳聋相比，这种耳鸣耳聋的声音比较细，有点儿像蝉鸣。

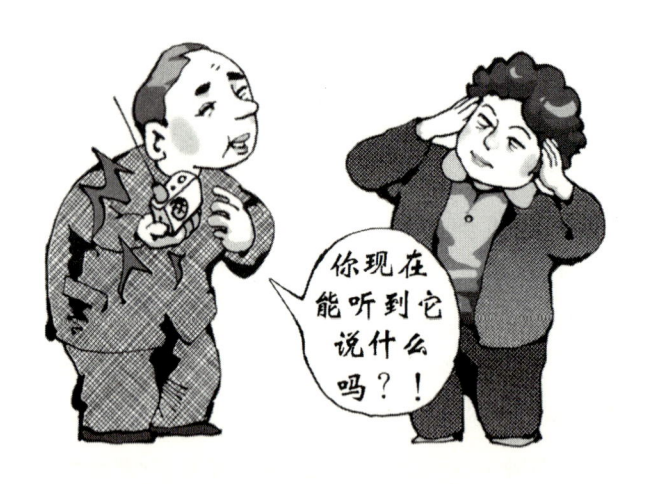

无怪乎很多老年人听力不好！有的还因此而佩戴了助听器。既然肝肾亏虚是造成耳鸣耳聋的原因，那么，从某种意义上讲，这种耳鸣耳聋似乎无法避免。当然，作为一种生、老、病、死的自然规律，谁也没有办法阻拦。不过，注意与不注意养生，结果绝对不一样。有一种"鸣天鼓"的功法，可以减缓耳鸣耳聋的进程：用两手掌心掩住两耳，两手食指压在中指上面，然后食指突然用力滑下，敲击脑后枕骨，发出"呼呼"声音，共36下，有利于耳部保健。同时，多吃些补益肝肾精血的食物，如核桃、枸杞、栗子、桑葚、海参、甲鱼、黑芝麻等，也有助于延缓耳鸣耳聋的进程。

3 脾胃虚弱

脾胃虚弱也是耳鸣耳聋形成的原因之一。中医认为，脾主升清，可以将一身精气升举于头面以供头面五官使用。若脾胃不和，升清功能减退，清气失于升举，同样可以造成清窍失养而出现耳鸣耳聋。对此，我国金元时期的著名医家李杲曾经总结说："清气不升，九窍为之不利。"

李杲是我国医学史上以善于调理脾胃而闻名的医家，中医"脾胃学说"的创始人。据说李杲本人久受脾胃虚弱之苦，40多岁时，已经耳聋眼花。李杲经过认真的思考，采用补益脾胃的方法治好了自己的病。笔者曾经遇到过一名十六七岁的少年，体形很胖，出现视力下降、听力减退已近半年，同时上课注意力不能集中，经常在课上打瞌睡。笔者按照李杲的思路，对其采用补益脾胃的方法进行治疗，1周后，病情即得到明显改善。日常生活中，补益脾胃的食品很多，山药、大枣、蜂蜜、饴糖、扁豆、莲子、糯米、粟米、牛肚、猪肚、羊肚等，都可选用。

口舌生疮

1 心里有火

> 心里有火是造成口舌生疮最常见的原因。中医认为，舌为心之苗，心开窍于舌。因此，如果心的功能出现异常，往往可以在舌头上表现出来，而通过观察舌头的变化，也就能够测知心脏的功能。这也就是为什么有的时候人们一着急上火，一有特别让人心烦的事儿，就会出现口舌生疮的原因。

如果留心观察就会发现，在我们周围，有的人是因为马上要参加考试而着急上火，有的人是因为马上要晋升职称而着急上火，有的人是因为家里有人得了重病而着急上火，有的人是因为股市大跌而着急上火……心火一起，超过了正常的承受限度，就会烧灼口舌部位，轻者可能仅表现出疼痛，重者可能还会出现破溃、流血。心里有火而引起口舌生疮的人，一伸舌头，舌体颜色往往偏红，尤其以最前端的舌尖部位最为明显。同时，还常常伴有心烦急躁、睡不着觉、老爱做梦、小便发黄等表现。这时，除了学会调整自己的心态，遇事儿多与身边的人进行沟通并力求积极主动地应对之外，日常护理方面，多喝水是最简捷、最有效的防护措施。很多口舌生疮的人都有不爱喝水的毛病。殊不知，水能灭火，水足了，火自然也就下去了。如果心火较盛，口舌生疮比较厉害，不妨采用莲子心、麦门冬、生甘草、竹叶等泡水代茶，心火一清，口舌生疮很快就会好了。

2 心血不足

心血不足也是造成口舌生疮的重要原因。中医认为，心主血，又主火。心血是心脏发挥正常生理功能的物质基础，心火是心脏发挥正常生理功能的外在表现。正常情况下，心血主濡润、滋养，心火主温煦、推动，心血与心火是一对儿相互平衡的阴阳关系。如果心血充盈，心火就不会过亢；如果心血亏虚，心的"虚火"就要上犯，人体同样会出现口舌生疮。

引起心血不足的原因很多，或者由于失血过多，或者由于血液的生成不足，或者由于平时操心过度、暗耗心血，都会造成心血的数量减少。心血一少，心火就要相对地偏旺，我们管这种由于心血不足而引起的心火叫"虚火"。因此，这种"虚火"上犯的病人除了表现出口舌生疮、心情烦躁、睡觉不好等"虚火"征象外，还会出现一系列由于心血不足而引发的症状，如心慌心跳、面色发白或发黄、嘴干想喝水、喜食甘凉清淡、小便发黄等表现，有些女性朋友还有可能出现月经量少或月经错后。这时，正确的防治方法是赶紧补充心血的不足。心血补足了，心的"虚火"自然也就下去了。可很多人不明白这个道理，一看口舌生疮，就认为是有火而拼命吃泻火药。结果，泻火药吃了不少，口舌生疮一点儿也没见好。有些人就是因为长期吃泻火药，把胃都吃坏了。本来挺好的胃，由于阳气受伤，受不了一点儿凉，一受凉就开始胃痛。因此，对于心血不足的人来说，日常护理方面，除了安排好日常的工作和生活，加强营养，避免过于劳累之外，平时，可以多吃一些具有补血作用的食物，如桂圆、阿胶、猪蹄、甲鱼、鲇鱼、菠菜、羊肝等，也可以用生地、玄参泡水代茶，效果都不错。

口干口渴

1 津液不足

津液不足是造成口干口渴的最常见原因。众所周知，夏天天气炎热时，人们出汗很多。汗出之后，就容易出现口干口渴。这种口干口渴，就是由于体内津液的缺乏造成的。从中医角度来看，引起津液缺乏的原因不外乎两类：一类是消耗过度，比如前面所讲的热盛伤津；另一类是生成不足，比如，有些人素体阴虚，或病后失于调养，造成体内津液生成障碍，同样会出现口干口渴，某些糖尿病和胃病患者的口干口渴就属于此类。

既然造成口干口渴的原因在于津液不足，所以，人体的本能性反应就是想喝水，而且喝得很多，通过喝水以补充体内津液的缺失。这时，可以选用一些具有滋阴清热、养阴生津作用的麦冬、生地、玄参、沙参、石斛、玉竹、百合、天花粉等泡水代茶，能够起到很好的补充津液效果。需要提醒的是，对于津液不足而出现口干口渴的人，要注意避免食用煎炒烹炸及辛辣上火的食品，以免加剧体内津液的耗伤。要做到饮食物以清淡、易消化为主，这样，有利于体内津液的恢复。

2 津液输布不均

津液输布不均是造成口干口渴的又一原因。打个比方，就像一块儿农田边上有一个储满了水的池塘，如果不把里面的水抽出来灌溉农田，则农田总是干的，池塘里的水总是满的。古人也认识到津液的输布不均可以造成口干口渴，并对这种现象作出过形象的比喻，如明代医家孙一奎就曾指出：一只大锅，里面装满了水，上面盖着锅盖。如果锅底无火，则无汽蒸腾，锅盖就总是干的；如果锅底有火，则汽液蒸腾，锅盖很快就变湿了。可见，造成口干口渴的原因，除了真的"缺水"之外，水液的输布不均就成为另一个重要的原因。

一般来讲，这种由于津液的输布不均而导致的口干口渴，表现为虽然口渴，但不是特别想喝水，或只是想漱漱口而不愿意咽下去。因此，对于这种类型的口干口渴，"填水"、生津液的方法显然是无效的，要从根本上弄清楚造成口干口渴的原因：是寒邪凝滞、津液失于布散？是湿邪困阻、津液不得通达？还是气机不利，津液失于运化……笔者曾经接诊过这样一位60多岁的女性患者：口干口渴得非常厉害，夜里睡觉时，嗓子干得直"冒烟"；同时，眼睛、鼻子也发干。到医院一查，怀疑是"干燥综合征"。就是这样一位典型的口干口渴患者，舌苔却是白腻苔，脉象却是濡缓脉，一派中医所讲的"湿象"。笔者根据其舌苔、脉象，采用芳化湿浊、布散津液的方法治疗，1周后口干口渴即得到明显改善。正如金代医家张子和所言："风从火化，湿与燥兼。"此中道理，值得三思。

小贴士

孙一奎，字文垣，号东宿，又号生生子，安徽休宁人，明代著名医家，生活于嘉靖、万历年间（1522～1619），曾学医于汪机的弟子黄古潭，求学的足迹遍布江、浙一带。善以太极、命门、阴阳、五行之理论治疾病，疗效颇佳。著有《赤水玄珠》、《医旨绪余》、《孙文垣医案》。

张子和，名从正，字子和，又号戴人，河南睢县、兰考一带人，金代著名医学家，约生活于1156～1228年。他认为疾病的发生是由于邪气所致，治疗疾病应以汗、吐、下三法祛邪，邪气一祛，正气自然得以恢复。由于他在治疗上偏于攻下，后人称以他为代表的学术流派为"攻下派"。著有《儒门事亲》。

口苦

1 心里有火

心里有火是造成口苦的最常见原因。从中医五行与五脏、五味的配属关系来看，木、火、土、金、水分别对应着肝、心、脾、肺、肾和酸、苦、甘、辛、咸。可以看出，心在五行对应着火，在五味对应着苦。因此，心是一个容易上火的脏器。如果情绪控制不好，着点儿急，上点儿火，心火一起，这时，你就会感觉嘴巴里面发苦了。

心里有火的人，多属于"急性子"类型。这种人，往往说干嘛就干嘛。稍微一不顺心，就开始着急上火。典型的心里有火的人，除了嘴苦之外，还会见到心情烦躁、睡觉不好、口舌生疮、舌头发红、小便发黄等一系列表现。日常生活中，经常可见这种类型的人。比如，有些人为评职称而上火，有些人为涨工资而上火，有些人为赶工作而上火，有些人为炒股票而上火，有些人为分财产而上火……其原因林林总总，各不相同。先不说事情成与不成，首先，经常上火肯定对身心健康十分不利。古人云，养生先养心。也就是说，要想健康长寿，保持积极豁达、乐观向上的生活态度非常重要。古往今来，无数事实已经证明，但凡长寿的人，大多心胸宽广、温文尔雅、平易近人、和蔼可亲。可见，加强思想修养，学会调节自己的情绪就显得非常重要！那么，怎样对付已经起来的心火呢？很简单，用点儿竹叶、生甘草、莲子心、生地黄泡水代茶，心火很快就能下去，嘴苦自然也就消失了。怎么样，试一试吧？

2 肝胆有热

肝胆有热也是造成口苦的重要原因。中医认为,肝胆之气对一身气机的正常流通起着疏泄和条达的作用。日常生活中,我们每个人都生过气,可一会儿就过去了,过两天也就把生气的事儿忘了。这就是肝胆之气对气机进行疏泄和疏调的结果。如果经常生闷气,超过了肝胆的疏泄能力,肝胆就会"罢工",气机就会郁结。气机一郁结,就要化热生火,胆汁的味道被熏蒸于上,这时,你就会感觉口苦了。

从临床来看,很多高血压的病人会经常出现口苦。原因就在于,从中医角度来看,这些高血压的病人多属于肝胆有热类型。这种人平时往往脾气都大,遇事儿"点火儿就着"。时间一久,肝胆之热熏蒸上犯,难怪乎要表现出口苦了。典型的肝胆有热的人,除了爱发脾气、口苦之外,还会见到两胁(老百姓俗称叫"肋叉子")胀痛、不想吃饭、面红耳赤、眼珠胀痛、目赤肿痛、头痛眩晕、小便发黄等临床表现。这时,首先要做的就是学会控制自己,不管遇到什么不顺心的事儿,都要努力往宽处想。"大肚能容,容天下难容之事;笑口常开,笑天下可笑之人。"先从思想上想明白了,一身之气顺了,才有利于肝胆之热的疏泄和清解。这时,不妨采用具有清肝泻火作用的夏枯草、白菊花、决明子、罗布麻等泡水代茶,很快,你的嘴苦问题就可以解决了。

口臭

胃气上逆

胃气上逆是造成口臭的最常见原因。中医认为，脾主升清，胃主降浊。我们平时吃进的饮食物都要靠脾胃进行消化、吸收、利用和排泄。饮食物中的有用物质——精微物质，要靠脾的升清功能将其布散到全身，供人体吸收和利用；而饮食物代谢后的废物，包括大便、小便、废气等，则要靠胃的降浊功能将其排出体外。如果胃失和降，不能很好地向下排泄废物，则胃肠道中的浊气上逆，这时，口臭的出现也就不足为奇了。

引起胃气上逆出现口臭的原因，不外以下几个方面：吃得过多，超过了脾胃的运化能力；嗜食肥甘，致使体内酿生湿热；生活没有规律，不能按时排泄大便；思虑过度，气机郁结，致使胃气失于和降。有口臭的人，往往还伴有不想吃饭、频频打嗝、恶心想吐、大便秘结、舌苔厚腻等表现。这

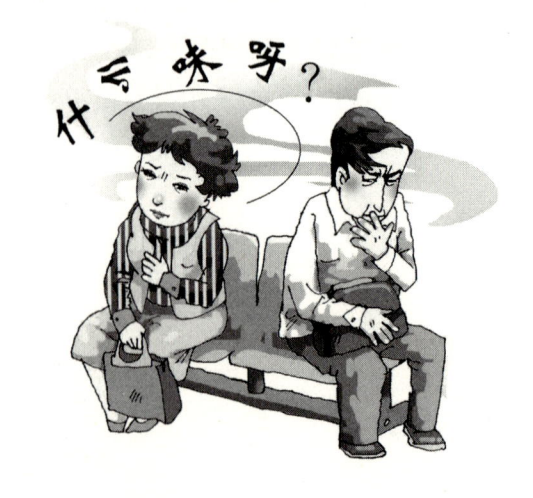

样的人，在饮食方面，宜以清淡易消化素食为主，同时，进食量不宜过大，以免加重脾胃的负担。食疗方面，可以选取萝卜子、山楂、槟榔、炒麦芽等熬水代茶，效果不错。需要指出的是，日常生活中，有人采取嚼口香糖的方法来"消除"口臭，这是典型的治标不治本。因为，导致口臭的根本原因在于胃中的浊气上逆，健运脾胃、消导化积、使胃中的浊气下行才是正对之法。所谓"清阳出上窍，浊阴出下窍"，《黄帝内经》中的至理明言难道不能给我们一些启示吗？

牙痛

1　胃里有热

> 胃里有热是造成牙痛的最常见原因。中医认为，从经络循行上来看，牙齿部位正好是胃经的所过之处。因此，如果吃东西过于辛辣，或者情绪上有着急上火的事儿，或者感冒以后没有得到及时的治疗，也没有补充足够的水分，这些原因都会造成胃热上攻，烧灼于牙齿部位，人就会感觉牙齿疼痛了。

从中医角度来看，我们平时所说的"风火牙痛"大部分都是由于胃里有热引起的。由于人与人之间体质的不同，都属于胃里有热，可是牙痛的程度却不完全相同。有的人痛得轻一点儿，有的人痛得重一点儿。笔者见过的最严重的牙痛患者，痛得死去活来，夜里连觉都睡不成，一天到晚用手捂着腮帮子，用他自己的话说："活着真没意思，再这样痛下去，都不想活了"。真应了那句话："牙疼不算病，疼起来真要命。"可以想象，剧烈的牙痛对于人的身心健康能够产生多么大的负面影响！从临床表现来看，胃里有热的人在出现牙痛的同时，往往伴有腮部或齿龈肿胀、嘴里发干、想喝凉水、大便发干、舌头发红等，有的人还伴有牙龈出血。这时，饮食一定要以清淡、易消化的素食为主，千万不能再吃辛辣容易上火的食物。同时，多喝水，多注意休息也显得非常重要。食疗方面，苦瓜、西瓜、苦丁茶、绿茶等都可以清热泻火。如果牙痛得比较厉害，也可以用生石膏泡水代茶，效果不错。

2 肾气不足

肾气不足也是造成牙痛的原因。这种情况多见于中老年人。中医认为，肾主骨，牙齿是骨骼的重要组成部分。随着年龄的增长，中老年人的肾气开始逐渐虚弱。如果肾气虚弱到不能很好地充养骨骼的时候，牙齿同样也得不到很好的充养，于是，就会表现出牙齿疼痛。时间久了，还可能会出现牙齿脱落。

与胃里有热所导致的牙痛相比，由于肾气不足所导致的牙痛，疼痛的性质多为一阵一阵的、时发时止，而且疼痛的程度多较轻微，属于一种隐隐的作痛；从疼痛的发病过程来看，这种牙痛多有一个比较漫长的、渐进性的病史。这些，都有助于与胃里有热所导致的牙痛相鉴别。此外，肾气不足的人在出现牙痛的同时，还可能伴有头发脱落、性功能低下、记忆力减退、腰膝酸软、足跟疼痛、耳鸣耳聋等表现。中医认为，肾主生殖。如果婚育年龄过早，性生活次数过多，都会对肾气造成伤损。因此，为了避免肾气过早的衰退，从年轻时就应该注意保养。中国历代的养生学家都非常强调慎动、寡欲，劝诫人们平时不要过劳，尤其在性生活方面更不能放纵。适度的性生活有助于愉悦身心、增进夫妻感情，而过于频繁的性生活纵然可图痛快于一时，但对人体肾气的伤损就好比磨刀之石——不见其损而日有所亏。为了保护肾气、坚固牙齿，日常生活中，除了节制情欲，适当减少性生活次数之外，不妨多吃些补益肾气的食物，如核桃、枸杞、栗子、海参、莲子、山药、韭菜籽、西洋参、猪骨髓、牛骨髓、羊骨髓等，长期坚持，必能获益。

第六章
胸部常见症状

心慌心跳

1 心气不足

心气不足是造成心慌心跳的最常见原因。中医认为，心主血，对一身血液起着输送和推动的作用，相当于人体里面的血泵。在这一点上，中医和西医的认识是相同的。那么，心对血液的推动作用靠什么来维持呢？靠的是心气。如果平时操劳过度，精神压力过大，都会使心气受到伤损。心气不足，心的动力来源减弱，不足以维持正常的跳动，这时，你就会感觉心慌心跳了。

心气不足的人，除了经常出现心慌心悸之外，还会伴见无精打采、浑身没劲儿、老想睡觉、不想说话、小便清长、爱出虚汗等表现。饮食方面，也比较爱吃辛辣煎炒极热之品。从中医角度来看，心主神明，心气足则精神头儿就大；反之，则表现为不爱说话、无精打采。中医认为，汗血同源，汗为心之液，心气足则对汗液的约束力就强，轻易不容易出汗；反之，则表现为稍一用力，或稍一用心，或说话稍多一点儿，就开始潮热汗出。日常护理方面，心气不足的人，平时要多注意休息，避免过重的体力和脑力劳动。食疗方面，做饭时可以多用一些补益心气之品，如西洋参、桂圆、茯苓、肉桂、羊心、猪心等，可以酌情进行选择。

2 心血不足

心血不足也是造成心慌心跳的重要原因。中医认为，血液对全身各脏腑、组织、器官具有濡养和滋润的作用，心脏也不例外。如果由于思虑过度，暗耗心血，或者由于饮食不当，造成血液的生成不足，都会使心脏失去血液的濡养。心血不足，心脏的正常跳动就会受到影响，这时，你也会感觉心慌心跳。

对于心血不足的人来说，一方面，可以表现出心血失于濡养；另一方面，又可以表现出心的阴虚火旺。原因在于，正常情况下，若心血充足，即心的阴液充足，则阴阳平衡，心火就不会妄动。如果心血不足，即心的阴液不足，不能制约心火，就会出现心的阴虚火旺。因此，典型的心血不足患者，除了表现出心慌心跳之外，还会伴有心情烦躁、睡觉不好、口舌生疮、口渴欲饮、小便发黄、喜食甘凉清淡等表现，女性患者还会伴有月经量少或月经延后。有些青春期的女性，为了减肥而盲目节食，每天吃得很少，近乎饥肠辘辘。结果，人是瘦了，心血也不足了，这就是典型的由于饮食不当而引起的心血不足。对于心血不足的人来说，日常护理方面，要多注意休息，避免过劳，加强营养。食疗方面，可以多吃一些具有补血作用的食物，如桂圆、枸杞、甲鱼、鲇鱼、阿胶、大枣、荔枝、菠菜、羊肝、牛肉、羊肉、猪蹄等，效果都不错。

胸闷气短

1 心气不足

心气不足是造成胸闷气短的最常见原因。特别是一些老年人,在天气较为闷热的夏季或超过自身负荷进行运动后,都会有上气不接下气,甚至上不来气的感觉。这种表现很多情况下就是由于心气不足所引起。中医认为,心主血,而血的运行又要靠气来推动。如果心气不足,推动无力,心就会有"力不从心"之感,就会表现出胸闷气短了。

既然心脏已经"力不从心"了,这时,就要尽量减轻心脏的负担。赶紧找个地方安静地休息一下,让心脏也喘口气。如果注意观察

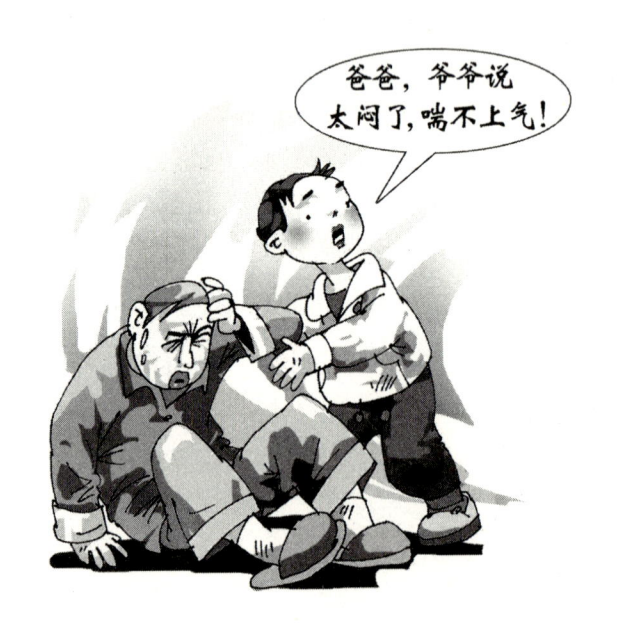

> 爸爸,爷爷说太闷了,喘不上气!

的话，就会发现，这种胸闷气短往往和心跳加快一块儿出现。也就是说，心脏越没劲儿，跳得也越快，医学上叫"代偿性心跳加快"。一般来讲，喜欢体育运动的人，他们的心脏就比一般人有力，"用进废退"嘛！因此，平时适度地参加体育锻炼，可以有效避免心气不足的发生。补益心气的食疗，可以选用西洋参、猪心、羊心、百合、山药、龙眼肉等，效果肯定。

2 肝气不舒

肝气不舒也是造成胸闷气短的重要原因。经常听到有人说，气得上不来气。甚至有人就是因为生了点儿气，心里不痛快，一口气没上来，一命呜呼了！中医认为，肝主疏泄，对一身气机起着调节作用。如果生了气，尤其是那种说不出、道不出的闷气，最容易影响气机通畅。气机不通，心气运行受阻，人就会感觉胸闷气短了。

这种由肝气不舒导致的胸闷气短，很多人会误认为是心气不足或心血瘀阻。结果，吃了很多补益心气、活血化瘀的中药，就是不见效，有的甚至还越吃越重。笔者就曾诊治过许多这种类型的胸闷气短患者，采用舒肝理气的方法，很快就能解决问题。根据笔者的体会，这种胸闷气短患者，很多都爱想事儿，遇事儿总翻来覆去琢磨，想不开。用《黄帝内经》上的话来说，叫"思则气结"。时间一长，就会引起胸闷气短，有的还会出现不想吃饭、睡觉不好、头晕耳鸣、两胁胀痛、喜欢叹气等症状。可见，积极乐观的心态真的是太重要了！肝气不舒的人，除尽量放松心情外，可以采用玫瑰花、白梅花、苏梗、橘叶等泡水代茶，可以起到很好的疏肝理气的作用。

两胁胀痛

肝气不舒

> 肝气不舒是造成两胁胀痛的最常见原因。中医认为，肝主疏泄，对一身气机起着疏导和调畅的作用。胁肋部位正好是肝经的循行部位。如果脾气不好，经常生气，就会使肝经气血运行不利，从而导致气机郁结而出现两胁胀痛。经常听见有人说："气得肝儿疼。"从中医角度来看，还真的挺有道理。

一般情况下，男同志遇到事情容易往宽处想，而女同志似乎"心眼儿小"的更多一些。因此，日常生活中，肝气不舒的情况多见于女性。而乳房部位也是肝经的循行部位，这也就是为什么很多女性在来月经之前容易出现乳房胀痛的原因。典型的肝气不舒病人，除了两胁胀痛之外，还会见到爱叹气、爱发脾气、心情抑郁、不想吃饭、浑身没劲儿等表现，女性朋友还会见到乳房胀痛、月经不调、闭经、痛经甚至崩漏等。俗话说："气大伤身"，看来还真是这么回事儿。可见，乐观向上的生活态度、宽广豁达的心胸、能容人处且容人的修养，不光能给我们以好的心情，还有利于我们的身体健康，何乐而不为呢？肝气不舒的人，平时，可以采用玫瑰花、白梅花、佛手、香橼、橘叶等泡水代茶，对于舒缓肝气非常有益。

第七章
胃部常见症状

吐酸水

1 生气着急

生气着急是引起吐酸水的最常见原因。中医认为，肝主怒，怒伤肝，而且酸味归肝主管。如果经常生气着急，就会影响肝的疏泄气机功能，使肝气郁而不畅。气机郁滞久了，就会化火。这和农村的粪堆、柴草堆堆放日久就会"自燃"是一个道理。而火性又具有"炎上"的特征，所以老百姓常说"着急上火"。肝属木，脾胃属土，木能克土。肝火一起，就会犯胃，这时，就会表现出吐酸水了。

可见，"脾气大"真是害人。从时间上看，这种吐酸水多发作于清晨或情绪激动时。因此，千万要学会控制自己的情绪。做到为人豁达，能容人时且容人。要知道，那种事事都斤斤计较的人，不仅不利于社会交往，而且严重地危害着自身的健康。古人常说："怒后勿食，食后勿怒"。笔者接触过的很多胃炎、胃溃疡、十二指肠溃疡病人，都承认他们会经常生气。因此，除控制情绪外，平时要注意少食多餐，定时进餐，不要吃甜味、酸味、过硬、不易消化和辛辣刺激性食物，不要在睡觉前2小时内吃饭或吃零食。对于含淀粉较多的食物，如土豆、芋头、粉丝、粉条、红薯、凉粉等，也要少吃。另外，还要注意少饮酒、少喝咖啡。

2 脾胃有寒

> 脾胃有寒也能引起吐酸水。不过，相比来讲，这种情况的吐酸水比上面那种生气着急引起的吐酸水要少。如果长期饮食不规律，过食生冷，就有可能导致脾胃有寒。脾胃有寒，就会影响胃的腐熟和向下运送饮食物的功能，胃气就要上泛。这时，也会出现吐酸水。

不过，脾胃有寒引起的吐酸水，吐出物多质地清稀，饮食稍有不慎则症状加重。同时，还常常伴有不想吃饭、胃部胀满、喜暖喜按、想喝热水、大便偏稀且次数增多等表现。笔者曾经遇到过一位40多岁的女性患者，因冬季在外摆摊做生意，中午无暇回家吃饭，只好吃自己早上带来的冷饭。几个月下来，原本没毛病的胃开始疼痛、吐酸水。去医院看医生，诊断为慢性胃炎，吃了好多药效果也不明显。这就是典型的脾胃有寒病人。让她回家用生姜、干姜、炮姜、小茴香煎水代茶，趁热饮，同时改掉吃冷饭的习惯。2个星期后，胃疼及吐酸水就完全好了。俗话说，三分治病七分养。对于脾胃有寒的人来说，更应该注意不吃冷的饮食物。生姜、干姜、小茴香、大料、花椒、胡椒粉、辣椒等都具有温胃散寒的作用，做饭或佐餐时可以适当多放一些。

打饱嗝

1 饮食不当

饮食不当是引起一过性打饱嗝的最常见原因。很多人都有这样的经历,吃饭时说话,或吞咽得过快,或吃得过多,就开始打饱嗝。"打饱嗝"是胃出了毛病。我们的胃主要负责腐熟和向下运送饮食物。如果吃饭时吸入了凉气,就会影响胃气的下行,导致胃的腐熟和向下运送饮食物的功能出现障碍,气机不往下去,反向上来,这时,就会打饱嗝不止了。与受寒相反,如果饮食物过于辛辣油腻,或盲目服用热性的补品,使胃受到热的刺激,同样影响气机下行而出现打饱嗝。

可见,为了避免打饱嗝,科学合理的就餐习惯非常重要。一日三餐,定时定量,细嚼慢咽。吃饭时,不聊天,不思考。古人云:"食不言,睡不语"。就是说,吃饭时不要讲话,以免呛风或吸入凉气。当然,凉东西也最好少吃,尤其是直接从冰箱里拿出来的饮食物,最好放至常温再用,以免凉气刺激胃部引起打饱嗝。如果受了凉,可以用生姜、红糖、胡椒粉、萝卜等熬水喝,驱除胃中寒气。而胃中有热的人,通常会大便干燥、口气臭秽。对于这类人群,建议多吃蔬菜、水果等高纤维食品。必要时,可喝决明子茶以保证大便通畅。这些,都可以有效制止打饱嗝。

2 肝气不舒

> 肝气不舒也是引起打饱嗝的重要原因。中医认为，肝主疏泄气机，负责调畅情志。如果吃饭时生气，特别是生大气、生闷气，超过了肝的疏泄能力，就会引起气机不舒。肝脏不能有效地理顺气机，则胃的腐熟和向下运送饮食物的功能就会受到影响，胃气不往下行，就往上逆，这时，就开始频频打饱嗝了。

常言道，"心病还须心药医"。既然生气是造成打饱嗝的根本原因，那么，调畅情志、转移注意力就显得格外重要。只有思想上想明白了，彻底放松了，才能从根本上走出"因郁而病"的阴影。日常生活中，这样的人很多。从中医角度来看，肝属木，脾胃属土，木能克土。也就是说，如果你一生气，肝木就容易旺；肝木一旺，就容易克犯脾胃；脾胃一被克，就会出现消化道方面的问题，打饱嗝就是其中的一种表现。可见，总爱生气不是好事儿。别以为生气仅仅是思想上的事儿，它对身体的危害可大了！用西医的话来说，人体神经、内分泌、免疫、消化、呼吸等各个系统都是有机联系着的。大量事实证明，情绪不好的人患消化道溃疡的概率比一般人大得多。真应了那句话："牵一发而动周身。"赶紧消消气吧，为了你的胃！平时，可以用陈皮、玫瑰花、白梅花、苏梗等泡水代茶，能够起到疏理肝胃之气的作用。

胃胀

1 吃得过多

吃得过多是造成胃胀的最常见原因。婚丧嫁娶、亲朋聚会、欢度节日、休闲旅游，一不小心，就会饮食过量。虽然说，"脾胃者，仓禀之官"，脾主运化，胃主受纳，但是如果超过了脾胃的运化能力，脾胃也会叫苦不迭，甚至采取"罢工"的形式来抗议，这时，你的胃就会感觉饱胀不堪了。

可别小瞧这种反应，它是在本能地向你提示，不能再多吃了。因此，解决问题的最好方法就是合理地控制饮食。要知道，好吃的永远是人家的，命永远是自己的。笔者就曾遇见这样一位 30 多岁的女性，由于吃自助餐一次吃得太多，结果，都两天过去了，胃里还满满的，一点儿也不觉得饿。用她自己的话说，"打嗝儿还是海鲜味儿呢！"真应了那句话："饮食自倍，肠胃乃伤。"其实，很多长寿老人的养生诀窍之一就是"不多吃一口"。这样看来，"病从口入"的原因就不仅仅是饮食卫生问题了。既要吃得好，又要控制量，这才是您日常饮食的最佳选择。吃多了，怎么办？可以用白萝卜、山楂、麦芽熬水喝，熬得浓一点儿，具有很好的消化食积作用。

2 生气着急

生气着急也是造成胃胀的重要原因。经常有人说:"气都气饱了。"这时,最好的解决办法就是赶紧消消气、顺顺气。也难怪,居家过日子,难免锅要碰勺,勺要碰碗;在单位干工作,也难意见一致,观点统一。一时想不通,一时气不顺,胃气失于下行,原地停滞不动。这样一来,胃胀自然也就在所难免了。

可见,要想解决由于生气着急引起的胃胀,最重要的前提就是自己要学会解脱自己,凡事往宽处想。俗话说,"宰相肚里能盛船"。不管遇到什么不顺心的事情,都要善于面对现实,客观分析,积极应对。那种"点火儿就着"的处事方法既不利于解决问题,又有害于自己的身体。先从思想上想明白了,一身之气顺了,胃胀自然也就好了。如果心里总有疙瘩解不开,不妨找家里人或知心朋友倾诉一下。一番知心的话语,一席畅快的沟通,其作用有时不亚于一剂开胸顺气的良药。真应了那句话:"心病还得心药医,解铃还需系铃人。"为了您的胃,提醒您,可别再生气了!经常爱生气的人,平时可以用玫瑰花、白梅花、白菊花、橘叶、陈皮等泡水代茶,可以取得很好的顺气效果。

3 脾胃虚弱

脾胃虚弱也是胃胀形成的原因之一。脾气的正常运化,胃气的正常受纳,饮食物的正常消化,都要以脾胃正气的充足为前提。如果先天略有不足,后天又失于调养,那么,任何可能伤害脾胃的风吹草动都会引起胃部的饱胀不适。既然这样,您吃东西时就得悠着点儿了:生冷油腻、不易消化的食物最好"敬而远之"。

一般来讲，脾胃虚弱的人看起来面色多发黄或发白，皮肤色调也较正常人发暗，缺乏光泽和生机。同时，还经常伴有浑身没劲儿、不想吃饭、大便偏稀或次数偏多等表现。那么，怎样才能使虚弱的脾胃一天天好起来呢？除了养成良好的饮食习惯之外，可以采取一些简便易行的食疗方法，如小米、山药、大枣、红薯、莲子、扁豆、蜂蜜、生姜、猪肚、牛肚、羊肚等，都具有非常好的强健脾胃作用。另外，一般来讲，烤烙过的面食也具有一定的强健脾胃作用。很多民俗，如"饭前一口汤，到老胃不伤"，"要想身体好，每天三颗枣"，"身体要健康，每天三片姜"等，对于脾胃虚弱的人来说，都具有很好的参考价值。

胃痛

1 胃里有寒

胃里有寒是造成胃痛的最常见原因。中医认为，寒主凝滞，寒主痛。意思是说，如果感受了寒邪，就会使血流减慢，甚至发生血液凝滞。血液一凝滞，血管阻塞不通，人体就会感觉疼痛。因此，中医有"通则不痛，痛则不通"的说法。如果天气寒冷没有戴口罩，吞咽进了过多的冷空气；或者冬天穿衣服过少，胃部着了凉；或者平时吃进的寒凉性饮食物过多，都会使胃部受寒从而表现出胃痛。

可见，胃里有寒引起的胃痛多与饮食起居不当有关。笔者曾经遇到一位30多岁的女性，由于夏季天气炎热，因此，她在家里睡觉时，一方面，衣衫单薄；另一方面，又连续吹着电扇。结果，一个夏天下来，原本很好的胃开始出现疼痛。不能受一点儿凉，也不能吃一点儿凉东西，否则，胃里就一拧一拧地疼。到医院一查，慢性胃炎！其实，从中医角度来看，这名女性的胃痛就是由于胃寒引起的。后来，让她用干姜、生姜、小茴香、花椒、大料熬水代茶喝，没过几天胃就不痛了。连续喝了1个月，以后，胃再也没有痛过。由于胃寒引起的胃痛，多具有明显的胃部着凉病史，同时，还伴有不敢吃凉东西，不敢喝凉水以及舌苔发白等表现。日常护理时，除了不要再让胃部受寒之外，可以用胡椒、干姜、生姜、肉桂、小茴香、花椒、大料等熬水代茶，具有很好的温胃、散寒、止痛效果，不妨一试。

2 肝气不舒

肝气不舒也是造成胃痛的重要原因。中医认为，肝主疏泄，对一身气机起着引导和调畅的作用。脾胃对饮食物的消化吸收和将代谢以后的糟粕物质排出体外，都离不开肝气的疏导和调节。如果经常生气，特别是生闷气，就会导致肝气的疏泄功能失常。这时，脾胃气机得不到很好的疏导和调节，就会造成胃痛的发生。

现代医学已经证明，胃肠疾病的发生与不良情绪之间有着非常密切的关系。在第二次世界大战中，在许多城市和军队内，消化性溃疡患者人数明显上升，其中一个主要原因就是长期不良精神因素的影响。从中医角度而言，五脏分别主管着五种精神活动，即肝主怒、心主喜、脾主思、肺主悲、肾主恐。这五种精神活动中，最常见、最容易影响人体气机运行的恐怕就是"肝主怒"了。观点的不一、利益的纷争、言语的不当、外部的刺激等都可能成为使人生气的导火索。经常生气，就会影响气机的正常运行，从而导致疾病的发生。所以，《黄帝内经》中已有"百病皆生于气"的告诫。经常生气的人，很容易导致肝气不舒。时间一久，就会出现胃痛、两胁胀痛、胸闷气短、喜欢叹气、不想吃饭、睡觉不好等一系列症状。女性患者还可能出现月经不调或痛经。因此，加强思想修养，学会遇事儿往宽处想对于肝气不舒的人至关重要。平时，可以用玫瑰花、白梅花、橘叶、陈皮等泡水代茶，疏肝理气的效果不错。

3 脾胃虚弱

脾胃虚弱也是胃痛形成的原因之一。脾胃对饮食物的受纳和消化，要以脾胃之气的充足为前提。如果先天不足，或者后天又不知调养，都会造成脾胃之气虚弱。这样一来，若饮食稍有不适，就会超出脾胃的运化能力，让脾胃难以承受、叫苦不迭，这时，同样会导致胃痛的发生。

我国金代著名中医学家李杲曾将损害脾胃之气的因素归纳为三类：饮食不节、劳役过度、精神刺激。也就是说，饮食没有规律，吃得太多或吃得太少；劳动强度过大，包括体力和脑力劳动；不良精神刺激，如过度忧、思、悲、恐、怒等，都会对脾胃之气造成损伤。一般来讲，由于脾胃虚弱引起的胃痛，多有一个较为明显的病史，而且，胃痛多发生于进食了黏腻、不易消化的食物，如年糕、莜面或烙饼之后，或者发生于空腹、还没有来得及进食之前。从疼痛的性质上来看，由于脾胃虚弱引起的胃痛，多是一种咝咝啦啦的、隐隐的作痛，用手按上去会觉得缓解和舒服一些。同时，患者的形体多偏消瘦，面色多发黄或发白，皮肤也较正常人缺乏生机和光泽，浑身没劲儿、有气无力、喜欢躺着、大便偏稀等也是常见的伴见症状。日常护理时，除了注意合理饮食、劳逸结合、精神放松之外，可以适当多吃些具有补益脾胃作用的食物，如猪肚、牛肚、羊肚、山药、大枣、莲子、扁豆、小米、栗子、红薯等。把脾胃的气补足了，脾胃功能强健了，胃痛自然也就好了。

恶心呕吐

1 吃得太多

吃得太多是引起恶心呕吐的最常见原因。这种情况在小朋友们当中尤为常见。遇到好吃的东西，控制不了自己的嘴，不知不觉就吃多了。超过了脾胃的消化能力，这时，脾胃就会发出强烈的抗议——恶心呕吐，仿佛在喊："受不了了！不能再装了！"这也就是《黄帝内经》中所说的："饮食自倍，肠胃乃伤。"

当然，这种情况在成年人中偶有发生。酒食过量之后，在出现恶心呕吐的同时，还会伴有嘴里泛酸、胃部胀痛不适、全身酸软无力等症状。通过呕吐，上述症状能够得到有效的缓解。但是，如果"好了伤疤忘了疼"，以后还是不管不顾、大吃大喝，就很可能会导致脾胃的器质性伤损，如急性胃炎、慢性胃炎、胃溃疡、十二指肠溃疡，甚至胃穿孔等。因此，不管遇到多好吃的东西，都要注意管住自己的嘴。俗话说，"病从口入"。现在看来，不光是要注意饮食卫生的问题，还要在进餐的"数量"、"速度"和"品种"上有所节制。古人所谓的吃饭要吃"八成饱"也是这个意思。吃饭时速度不要太快，要细嚼慢咽，这样不仅有利于消化，还能给机体一个反应的时间，告诉你"已经吃饱了"。那么，怎样才算饮食合理？一般认为，只要做到主副食搭配，荤素搭配，品种多样，数量控制，就算比较科学、合理的饮食。吃多了，怎么办？可以用白萝卜、山楂、炒麦芽等熬水代茶，消食化积的效果不错。

2 脾胃虚弱

脾胃虚弱也能引起恶心呕吐。日常生活中，经常可见，有的人饮食稍有不适，就会恶心呕吐；有的人心情一紧张，也会恶心呕吐；还有的人，长期患病，久治不愈，也会恶心呕吐……原来，脾胃虚弱之后，向下运送饮食物的功能就会减退。这时，如果遭遇饮食不适、心情紧张、久病伤损等因素，就会加重脾胃的虚弱而引起恶心呕吐。

比如，许多经历过大手术、放疗、化疗的患者，常常会有恶心呕吐的症状出现。其实，这就表明他们的脾胃受到了严重的伤害。如果观察他们的舌头，很多人都会出现舌面光红，没有一点儿舌苔，舌面光滑如镜面一般的情况，中医叫"镜面舌"，说明脾胃已经受损到了极点。中医有句话叫："有胃则生，无胃则死。"就是说，脾胃的生理功能在人体"生、长、壮、老、已"的各个阶段都发挥着至关重要的作用，同时，也决定着疾病的预后与转归。因此，无论是在生活中，还是在临床上，都要格外注意保护脾胃。一方面，要祛除或避免伤害脾胃的各种致病因素；另一方面，要注重调养脾胃、固护脾胃。做到饮食定时定量，不多吃生冷食物，不乱用苦寒药物。脾胃虚弱者，可多吃面条、米粥等容易消化的食物。此外，小米、生姜、猪肚、牛肚、羊肚、山药等都具有强健脾胃的作用，可以常吃。

3 感受外邪

感受外邪也能引起恶心呕吐。这种情况，多见于夏秋季节。中医认为，夏秋之交，气候潮湿，天气变化无常，人体容易感受外界的风寒、湿气或湿热邪气而引起恶心呕吐。西医管这种情况叫"胃肠型感冒"。除此而外，夏季天气炎热，食物容易变质。如果吃了腐烂变质不新鲜的食物，同样能引起恶心呕吐。

第七章 胃部常见症状

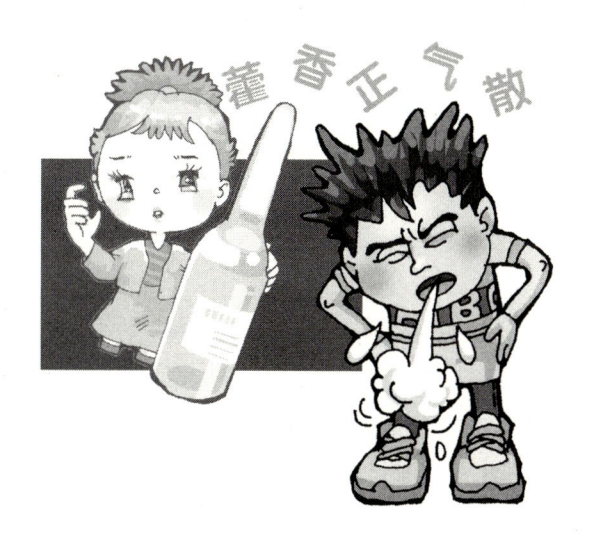

对付这种情况的恶心呕吐，有一个家喻户晓的常用药品，叫"藿香正气散"。作为夏秋季节的常用方剂，该方既可祛除风寒表邪，又可祛除体内湿气。因此，在治疗夏季各种疾病方面颇受世人青睐。食疗方面，如果外出旅游或出差，难免吃到不新鲜、不干净的食物，这时，别忘了杀菌力最强的食品——大蒜。每顿饭吃 2～3 瓣生蒜，能有效预防各种病菌，提高人体的抗病能力。

小贴士

藿香正气散：随着现代制药技术的发展，已有藿香正气水、藿香正气丸、藿香正气软胶囊、藿香正气口服液等不同剂型，方便人们的使用。其实，藿香正气散由来已久。作为一张古方、名方，早在我国北宋时期该方就已经被广泛使用。在当时北宋政府的药政部门——太平惠民和剂局颁布的《太平惠民和剂局方》中就已经有藿香正气散了。

97

不想吃饭

1 脾胃不和

脾胃不和是造成不想吃饭的最常见原因。不管是大人，还是小孩儿，如果到了吃饭时间总没有胃口，十有八九是脾胃不和的问题。中医认为，胃是受盛饮食物的器官，脾是消化饮食物的器官。如果脾胃功能不相协调，或是胃不能受盛，或是脾不能消化，都会表现出食欲减退、不想吃饭。

试想，一个人如果总不想吃饭，那么，过一段时间，他的体重就要减轻。因为，"收"的少而"支"的多，收支不平衡，透支的结果。笔者曾经见过，有的小孩儿一天只吃半袋方便面，有的女士一天只喝一小碗粥，有的男士一天只吃一个面包……可别以为他们在减肥。他们真的吃不下，没有胃口。还有的新生儿，不好好吃奶，都快1岁了，长得就跟七八个月似的。怎么办？调理脾胃。山楂、白萝卜、鸡内金、炒麦芽、炒谷芽等均具有确切的健脾开胃作用，您可以酌情进行选择。

2 心里有事儿

心里有事儿也是造成不想吃饭的重要原因。所谓"废寝忘食"、"事烦食少"、"体不安席，食不甘味"以及"衣带渐宽终不悔，为伊消得人憔悴"等，说的都是这个道理。脾胃对饮食物的消化吸收，靠的是脾胃气机的运转正常。如果心里有事儿，容易导致气机凝结、运行受阻，消化吸收的通路障碍，人就不想吃饭了。

俗话说："心宽体胖。"日常生活中，那些平时大大咧咧、什么都不在乎的人，往往胃口较好、体态丰满；而平时思虑过度、谨小慎微的人，往往胃口欠佳、身形瘦削。笔者身边的很多学生，都有这样的体会。经过一个学期的紧张学习，体重或多或少都有所减轻。可是，一放假回到家里，随着压力的减轻，心情的放松，"掉下去"的肉很快就长了回来。当然，我们不是片面提倡"心宽"和"体胖"。而且，"心宽"跟"体胖"也不能绝对地画等号，因为影响体重增减的因素还有很多。但有一点可以肯定，豁达的心境、美好的心情，对于增进食欲、促进消化是绝对有益的。

3　胃有食积

> 胃有食积也能导致不想吃饭。《黄帝内经》中已有"水谷入口，则胃实而肠虚；食下，则肠实而胃虚"的记载。也就是说，吃进的饮食物要不断地被消化吸收，不断地被从胃中排出。如果一下吃得过多，或者吃进很多不易消化的食物，超过了胃的消化能力，则胃不能按时将它们排出去，总在那儿顶着，当然就不想吃饭了。

因此，在物质生活和精神生活都非常丰富的今天，约束自己、节制饮食就显得非常重要。笔者曾经遇到过一位女士，就是因为在吃自助餐时吃得过多，结果两天过去了还一点儿也不想吃饭。原因就在于，一次吃得过多造成胃有食积。胃有食积的人，除不想吃饭外，还经常伴有胃部胀满、恶心欲吐、打嗝儿酸臭、舌苔白厚等表现。这时，不妨吃点儿白萝卜、焦山楂、焦神曲、焦麦芽、鸡内金等，它们都具有很好的消食导滞作用。唉，早知今日，何必当初！看来，您吃饭时，遇到好吃的、可口的，还真得悠着点儿。

第八章
腹部常见症状

腹胀腹痛

1 饮食不节

饮食不节是造成腹胀腹痛的最常见原因。正如《黄帝内经》中所言："饮食自倍，肠胃乃伤。"暴饮暴食，过食油腻或生冷以及吃了变质或不洁净的食物，都会造成腹胀腹痛。上述不健康的饮食习惯，要么使胃肠道堆积的内容物过多，肠道壅塞不通，出现腹胀腹痛；要么使胃肠道痉挛，导致腹部胀痛不舒；要么造成肠道中毒，肠管麻痹，出现腹部胀痛。

日常生活中养成良好的饮食习惯是预防腹胀腹痛的关键。特别是在夏秋季节，食物容易腐烂变质。为了保证食物的新鲜，一定要注意食物的保存条件和保质期。一旦发现食物有异味，最佳的处理方法是把它们全部丢掉。对于有胆囊疾患的人，要特别注意少吃油腻食品，包括各种肉类、花生以及食用油等；对于有胃肠道溃疡的人，要吃容易消化的食物，尽量少吃韭菜以及生冷、油腻等刺激消化道的食品，更不能饮酒。

2　体内有寒或有湿

体内有寒或有湿也是造成腹胀腹痛的常见原因。与"热胀冷缩"的原理相似，在中医理论中，寒主收引、凝滞。体内有寒，会导致血管收缩，血流不利，气滞则胀，不通则痛，故受寒着凉可以引起腹胀腹痛。同样的道理，体内有湿一样可以阻滞气机，影响肠胃的消化吸收功能，使胃肠蠕动受限而发生腹部胀痛。

为了避免受寒引起的腹胀腹痛，首先要注意腹部保暖，适时增加衣物。如果已经出现腹胀腹痛，可以多喝热水，或用暖水袋热敷，或用生姜末、红糖熬水喝。若为体内有湿引起的腹胀腹痛，患者常伴有浑身没劲儿、两腿发沉、不想吃饭、恶心呕吐、大便偏稀、嘴里发甜或发黏等表现。这时，一定要注意忌口。多吃清淡，少吃油腻，给胃肠以足够的休息机会。因为，油腻饮食会加重胃肠的负担，使脾胃运送水湿的功能受限。脾一虚，湿就停；湿一停，就会阻滞气机，这是中医的常识。食疗方面，用薏仁煮粥能够有效地帮助健脾祛湿。当然，不管是体内有寒或有湿引起的腹胀腹痛，都可以采取用手掌按摩腹部，以肚脐为圆心、顺时针按摩的方法；还可以在后背脊柱两旁寻找压痛点，然后进行按压，也能收到很好的效果。

3　脾胃虚弱

脾胃虚弱也是引起腹胀腹痛的原因。生活中，有些人经常感觉肚子隐隐作痛，但凡休息、饮食、情绪稍有不适，就会引起腹痛发作或加重。一般情况下，这种腹部胀痛时发时止，疼痛性质为隐隐作痛，经揉按或温熨可以稍稍缓解，这是脾胃虚弱腹痛的特点。

原来，脾胃虚弱的人，一般身体也比较弱，"脾胃为后天之本"嘛！这种人体质多偏阳虚。因此，由于脾胃功能衰弱，无力消化饮食物，饮食物便停滞在大小肠内而出现胀感、痛感。这时，有一味叫饴糖的药食两用佳品可以帮助起到健脾和胃、缓急止痛的效果。饴糖，也叫麦芽糖，多用于制作糖果，如平时我们所吃的关东糖和北京小吃"糖耳朵"所用的糖就是饴糖。古人早就知道用它来健脾止痛了。当然，按摩足三里穴也是一种较为有效的解除腹胀腹痛的方法。中医有句话："肚腹三里留"。也就是说，足三里穴对于肚子里的毛病特别管事儿。加上足三里穴是人体的强壮要穴，因此，对于脾胃虚弱的腹胀腹痛就再合适不过了。足三里穴在哪儿呢？在外膝眼下3寸，也就是从膝盖骨外下方的凹陷处算起，向下四横指的位置。如果找对了，使劲一按，那儿就会酸胀疼痛，与其他地方迥然不同，这就是足三里穴。

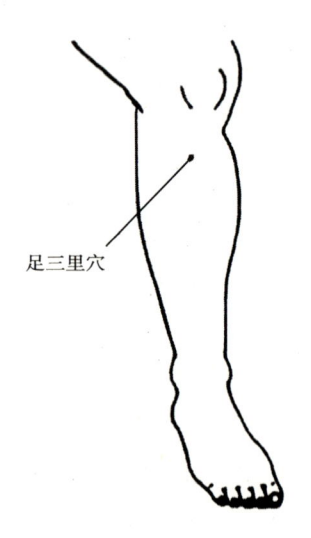

足三里穴示意图

腹泻

1 肠胃受寒

肠胃受寒是造成腹泻的最常见原因。我们每个人都有这样的经历：或者吃了没有经过加热的饮食物，或者夏天吹空调不慎着凉，或者睡觉时没有盖好肚脐眼儿，或者游泳时水温过低……结果，不一会儿便肠鸣漉漉，想上厕所。泻下很多稀便之后，肚子里也感觉好受多了。

其实，这种腹泻就是由于肠胃受寒所致。中医认为，寒主凝滞。肠胃受到寒气的刺激，肌张力增强，肠管蠕动加快，人就会表现出肠鸣、腹泻。《黄帝内经》中说："正气存内，邪不可干"，"邪之所凑，其气必虚"。所以，经常受点儿凉就腹泻的人往往肠胃偏虚。那么，日常生活中应该注意些什么呢？首先，要从衣、食、住、行各个方面着手，尽量避免受寒。除此而外，平时做饭或佐餐时，不妨多用些生姜、干姜、辣椒、花椒、胡椒粉、小茴香等，可以有效地温胃散寒、健脾止泻。

2 脾胃气虚

脾胃气虚也是造成腹泻的常见原因。经常可见，有的人一天大便好几次，而且都是稀便。中医认为，脾主运化水湿，是负责消化、吸收的脏器。我们平时吃进的所有饮食物，都要靠脾来完成消化、吸收和排泄。一方面，把有用的营养物质吸收并运送到全身各组织器官，同时，将代谢后的废物通过大、小便排出体外。如果脾胃气虚，就会造成营养物质不能很好地被消化、吸收、利用，反而同糟粕一道儿混杂而下，这时，腹泻也就发生了。

当然，造成脾胃气虚的原因有先、后天的不同。有的人先天脾胃就弱，从小儿吃奶时就经常拉肚子。有的人是因为后天失于调护，或饮食不管不顾，或劳动强度过大，或情绪过于波动，或气血受到伤损，都会造成脾胃气虚而腹泻。如笔者曾经遇到一位60岁的女性患者，3年前做过消化道的大手术，手术后失于调护。就诊时面色发黄、身形憔悴、浑身没劲儿、不想吃饭，每天腹泻近10次。这就是典型的脾胃气虚腹泻。需要提到的是，中医里面还有一种叫"五更泄"的疾病，是指每天清晨五更时分，即4～6点之间出现腹泻。"五更泄"多见于老年人群，它的发病不光与脾胃气虚有关，还跟肾虚有着密切的关系。对于脾胃气虚的腹泻，除了生活中要注意休息，劳逸结合，一日三餐定时定量，选择易消化的食物之外，山药、大枣、莲子、芡实、扁豆等都具有健脾止泻的作用，可以酌情进行选择。

3 精神紧张

精神紧张也是造成腹泻的原因。中医认为，肝属木，负责疏泄气机；脾属土，负责消化饮食。脾土的消化、吸收功能，要靠肝木的疏泄功能帮助实现，中医称这种现象为"木能克土"。通常情况下，"木克土"功能正常，则人体的消化、吸收功能就正常。如果精神紧张，情绪激动，就会造成肝木对脾土的疏泄过度，脾土一个劲儿不停地运送饮食物，也会导致腹泻。

由于这种腹泻的原因是肝木过多地克制了脾土,所以从表现上看,这种腹泻有一个明显的特征,那就是腹泻之前常伴有腹痛。中医管这种腹泻叫"痛泻"。随着生活节奏的加快,工作压力的增大,这样的腹泻病人也不少见。笔者就曾遇到一位37岁的男性患者,在公司工作,压力较大。每天腹泻少则2～3次,多则4～5次,这种现象已经持续2年。每次腹泻前必先出现腹痛,有时还伴有肠鸣,然后必须马上去厕所。腹泻过后,腹痛也很快缓解或消失。其实,这就是中医所说的"痛泻",常出现在餐后1～2小时内,或者精神紧张的时候。因此,为了避免这种腹泻的发生,首先应该调整自己的心态,使心情舒畅,学会给自己"减压"。找到适合自己的缓解压力的方法,比如,和好友聊聊天,多参加体育运动,抽空儿去旅游一下,培养多方面兴趣爱好等。饮食则一般要求少吃辛辣、油腻刺激性食物,以易消化、有营养为原则,吃饭时要保持心情愉快。

第九章
二便常见症状

不大便

1 脾胃虚弱

> 脾胃虚弱是造成不大便的最常见原因。中医认为，脾胃是负责消化的器官。我们平时吃进的饮食物，都要通过脾胃进行消化和吸收。同时，胃肠蠕动所需要的动力也来自于脾胃。如果脾胃功能正常，则胃肠道的蠕动和饮食物的消化吸收功能就正常，每天大便1~2次。如果脾胃功能减退，则不仅对饮食物的消化吸收作用减弱，而且胃肠道的蠕动也变慢，这时，表现出来的症状就是好几天都不大便一次。

笔者曾经见过一位40多岁的女性，平均10天才大便一次。从外表看起来，身体瘦弱、面色发黄、皮肤发暗，同时，睡觉也不好、浑身没劲儿、不想吃东西、月经量也少，这就是典型的由于脾胃虚弱引起的一系列症状。这时，千万不能因为10天一次大便就盲目吃通便药，因为通便药里的大部分都偏于苦寒，会造成进一步损伤胃气。当时可能大便通了，但由于使胃气受到了伤损，因此，一停药，反而大便更不容易排出。正确的做法是，赶紧补益脾胃。也许有人会问，明明是大便不通，反而采用补法，能行吗？殊不知，这是一种特殊的治法，中医管它叫"塞因塞用"。脾胃健壮了，胃肠蠕动增强了，排便自然也就正常了。食疗方面，红薯、蜂蜜都是健脾润肠的佳品。另外，菠菜、芹菜、橙子以及各种杂粮等富含粗纤维的食品，可以多吃。

2 生活习惯不好

生活习惯不好也是造成不大便的原因。正常人每天大便1~2次，固然跟脾胃功能正常有关，当然，也离不开良好的生活习惯。有些人一忙起来，一天也顾不上喝一口水，肠道内缺乏水分，肠内容物就不容易排出；有些人久坐不动，胃肠肌肉就因缺乏运动而变得松弛无力，胃肠蠕动减弱，也会造成好几天大便一次；还有些人工作节奏紧张，经常因早晨时间紧迫而有了便意也不及时排便，憋着，久而久之，直肠部位的感觉神经末梢就会变得迟钝、麻木，对大便的刺激不再敏感，也会造成好几天都不大便。

因此，好几天都不大便的人，首先应该养成良好的生活习惯。每

小贴士

刺激排便小技巧：每天早晨坚持空腹饮水非常重要。可以喝两杯（约500毫升）蜂蜜水或淡盐水，需要注意的是，要一口气喝下去，只有这样，水才能直接到达下端的结肠部位，而来不及在胃肠道上端吸收，从而有利于刺激排便。

天早晨定时排便，即使当时没有便意，也要到卫生间蹲上一会儿，以使排便中枢得到训练。工作紧张的人，也要学会适度放慢生活节奏。因为过度疲劳和紧张会抑制肠蠕动和消化液的分泌，从而导致大便排泄延缓。很多人到外地出差，忙于奔波，经常出现好几天都不大便的情况，就属于此类。饮食方面应尽量减少脂肪性食物的摄入，多吃蔬菜、水果、各种杂粮等富含粗纤维的食物，对于增加排便频率是非常有利的。

大便干

1 体内有火

体内有火是造成大便干的最常见原因。从阴阳属性来看,火属阳,水属阴。阴阳二者相互克制,阳盛就要伤阴,火盛就要伤水。体内有火,就会伤损津液。津液一伤,肠道里的水分不足,不能正常地软化大便,也难怪大便要干了。大便一干,解着就费劲,而且有时还会把肛门撑破,大便上还会带有鲜红的血渍。这种情况,八成是由于体内有火引起的。

那么,体内的火是从哪儿来的呢?原因很多:吃辣椒过多,容易上火;喝白酒量大,容易上火;平时喝水少,容易上火;经常爱生气,容易上火;心里有急事,容易上火;熬夜不睡觉,容易上火……体内一有火,除了大便干之外,还会出现面色发红、心情烦躁、嘴里有味儿、小便量少且发黄、肛门疼痛等表现。护理时要注意,最好不要再吃辛辣容易上火和鸡鸭鱼肉等高热量食品。同时,放松心情,注意休息,多喝点水,多吃蔬菜、水果等也显得非常重要。另外,对于体内有火引起的大便干可以用番泻叶、决明子泡水代茶,效果很好。不过,不要长期应用,火热一清,大便一通,就可以了。

2 脾胃虚弱

脾胃虚弱也是引起大便干的最常见原因。中医认为,脾胃负责消化。饮食物的消化吸收和代谢产物的排出体外,都需要通过脾胃的运化功能来实现。如果脾胃功能正常，则人体每天大便1~2次，大便形状应是不干不稀的条形便。如果脾胃功能虚弱，则对饮食物的消化吸收和对代谢产物的排泄变慢，胃肠道蠕动减缓，粪便在胃肠道内的停留时间过长，水分被过多吸收，一样会表现出大便干。

从临床来看，都是脾胃虚弱，人与人之间的表现还不尽相同：有的人大便干，有的人还会大便稀。这是为什么呢？脾胃虚弱，胃肠蠕动变慢，水分被肠壁过多吸收，可以导致大便干；同样是脾胃虚弱，由于饮食物不能很好地被消化、吸收和利用，反而同糟粕一道儿混杂而下，就会导致大便稀。因此，尽管"大便干"与"大便稀"从表面上看性质相反，但其根本原因都在于脾胃虚弱，治疗和护理时均应以调补脾胃为主。中医管这种现象叫"异病同治"。很多人不理解中医看病的理论，就难免会问："大便干，开的是补益脾胃的药；大便稀，开的还是补益脾胃的药，不会是开错了吧？"遇到这种情况，笔者都会给予耐心细致的解答。因脾胃虚弱而大便干的患者，还会伴有身体瘦弱、浑身没劲儿、面色发黄、皮肤发暗、不想吃饭、睡觉不好、好几天大便一次等表现，女性患者还会伴有月经量少。食疗方面，可以多吃些蜂蜜、红薯等，健脾润肠的效果不错。

3 阴液不足

阴液不足也是造成大便干的原因。这种情况在老年人群中较为常见。《黄帝内经》中已经提到："年四十，而阴气自半，起居衰矣。"说明老年人本身具有阴液不足的特点。肠道中粪便的生成和运输离不开阴液的濡润，阴液一亏，肠道失于润滑，自然也就大便干了。

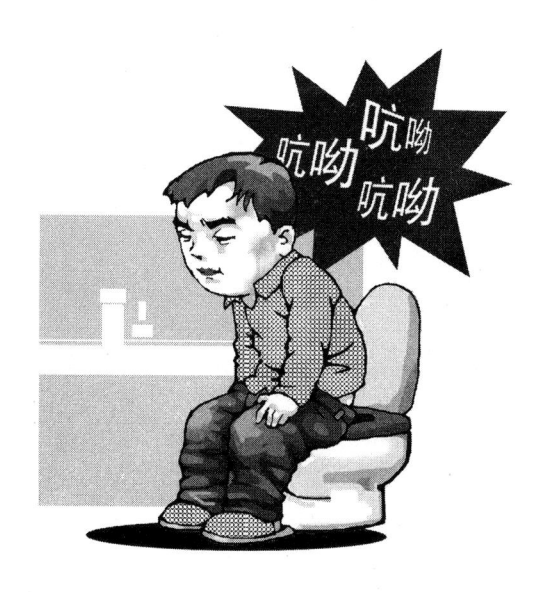

其实，大便干只是老年人体内阴液不足的一种表现。日常生活中，很多老年人除了大便干之外，还伴有皮肤发干、肌肤瘙痒、头发枯落、牙齿脱落、视物昏花等表现，其实质都是体内阴液不足。笔者曾经遇到过很多这样的老人，他们的大便又干又硬，排着非常费劲儿。没办法，子女们只好从肛门给他们注入开塞露，然后再戴着橡胶手套一点一点地往外抠。子女们很辛苦，他们更是痛苦。所以，每当排便的时候，他们总有一种愧疚的感觉，觉得对不起子女和身边的人。因此，日常护理方面，老年人更应注意，饮食宜清淡、易消化素食为主，尽量少吃辛辣刺激性及鸡鸭鱼肉、煎炒烹炸类食物，以免化火伤阴。平时，可以多吃些蜂蜜、麻仁、松仁、牛奶、芝麻、核桃以及各种蔬菜、水果等，养阴润燥的效果很好。此外，也可以用胖大海、麦门冬、百合泡水代茶，效果也不错。

小便频

1 肾虚不固

> 肾虚不固是造成小便频的最常见原因。中医认为，肾司二便，开窍于耳和前后二阴。同时，肾又与膀胱相配属，主管着人体尿液的排出。对于健康的人来说，肾气对膀胱的排尿功能指挥、约束正常，则人体一昼夜排尿4~5次。如果上了年纪，或者房劳过度，都会导致肾气虚弱，从而肾虚不固而致小便频。

当然，这里所说的小便频是针对饮水量保持在正常范围却出现小便频的现象而言，不包括大量饮水导致的小便次数增多和秋冬季节的小便次数相对增多。肾虚不固的小便频患者，同时还可伴见腰膝酸软、气短懒言、倦怠嗜卧、阳萎早泄、脚后跟儿疼等其他表现。从临床实践来看，根据病情的不同，小便频的情况也不大一样。有的人白天小便频，有的人夜里小便频，有的人则白天、夜里小便都频。有的人1小时排尿1次，有的人半小时排尿1次，有的人1小时排尿3次，有的人10分钟排尿1次。小便频的人往往有沉重的心理负担，越怕上厕所，越要上厕所。越怕越上，越上越怕，形成恶性循环。结果，遛早儿不敢出小区的门，上街不敢到大超市，为什么？就怕没地儿上厕所。因此，护理时，首先要让病人鼓起勇气，增强战胜疾病的信心。如果小便频的发生与房劳过度关系明显，则需提醒病人要节制性欲、减少性生活次数，以使肾脏得到很好的修复。食疗方面，可以多吃些山药、枸杞、芡实、莲子等补益肾脏之品，或者用五味子泡水代茶效果也不错。

2 体内有湿热

体内有湿热也是造成小便频的原因。中医认为，膀胱是储藏尿液的器官，其功能的发挥正常与否，与人体一身气化功能的状态密切相关。如果卫生习惯不好，或者居处潮湿闷热，或者过食肥甘厚味，或者饮酒不加节制，都会使体内酿生湿热。湿热下迫，膀胱气化功能失司，同样也会导致小便频。

湿热下迫导致的小便频，多见于西医学所说的泌尿系统感染。通常情况下，尿频与尿急、尿痛兼见，而且，排尿时感觉尿液发烫。同时，多伴有心情烦躁、睡觉不好、恶心想吐、不想吃饭、浑身没劲儿、舌苔白腻或黄腻等表现。因此，与肾虚不固所导致的小便频还是容易区分的。对于这种类型的小便频，一定要注意养成良好的卫生习惯，保持外阴清洁。尤其是性生活时，男女都要注意外阴卫生。日常生活中，提倡使用淋浴及蹲式厕所，提倡穿用纯棉的内衣裤。饮食尽量以清淡素食为主，少吃辛辣、油腻及刺激性食物。食疗方面，用马齿苋、车前子、赤小豆、生苡仁等熬水代茶，具有很好的清利湿热作用，不妨一试。

小便痛

体内有湿热

体内有湿热是造成小便痛的最常见原因。中医认为，尿液的排泄正常与否与膀胱的气化功能是否正常具有非常密切的关系。如果体内有湿热，就会对膀胱的气化功能造成影响，则尿液不仅排得不痛快，而且还有憋不住尿、小便疼痛、小便次数增多等表现，也就是西医所讲的尿频、尿急、尿痛，西医管这种疾病叫泌尿系统感染。从中医角度来看，很多情况下，都与体内湿热邪气较盛有关。

体内的湿热邪气是如何产生的呢？一般来讲，如果卫生条件不好，或者居住的地方潮湿闷热，或者吃了太多的鸡鸭鱼肉，或者饮酒不加节制，都会是产生湿热的原因。湿热邪气下迫，除了尿频、尿急、尿痛之外，排尿时还会感觉尿液发烫。这时，如果进行尿液化验，一般会检出白细胞和红细胞。除上述表现外，病人还多伴有心情烦躁、不想吃饭、恶心想吐、嘴里发黏、浑身没劲儿、舌苔白腻或黄腻等症状。日常护理方面，一定要注意养成良好的卫生习惯，提倡使用淋浴及蹲式厕所。每天睡觉前注意清洗外阴。特别是性生活前，男女双方都要注意外阴的清洁。平时，提倡穿用纯棉品质的内衣裤并经常换洗、日晒。饮食方面，应尽量吃清淡易消化的素食，少吃或不吃辛辣、油腻及刺激性食物。喝酒当然是更不允许了。食疗方面，可以用赤小豆、生苡仁、马齿苋、车前子等熬水代茶，清利湿热的效果不错。

第十章 四肢关节常见症状

关节酸痛

1 感受外邪

感受外邪是造成关节酸痛的最常见原因。或因衣着单薄，或因天气突变，风邪、寒邪、湿邪乘机侵袭人体肌表，使经络运行受阻，气血失于流通，而致"通则不痛，痛则不通"。《黄帝内经》中已有这种病变的记载："风寒湿三气杂至，合而为痹也。"我们每个人都有过感冒发烧的经历，那时的浑身酸痛、骨节疼痛就是由于风寒邪气的侵袭而造成的。

日常生活中，有很多风湿性关节炎患者，他们的关节酸痛情况与天气变化息息相关。但凡刮风下雨、天气变坏，他们的关节就会酸痛，因此，有的人甚至称他们为"天气预报"。还有一种叫"产后风"的病，就是由于女性在分娩后感受风寒邪气而罹患。还有的人夏季露宿野外，直接睡在地上，感受了地面的湿气，同样可以引起关节酸痛。因此，注意生活起居，对于预防这类病变至关重要。家庭护理时，拔火罐、洗热水澡、用热毛巾热敷，有利于缓解疼痛。另外，肉桂、葱白、香菜、生姜等均具有很好的祛风、散寒、除湿作用，是不可多得的食疗佳品。

2 肝气不舒

> 肝气不舒也是造成关节酸痛的重要原因。中医认为，肝藏血、主筋，主疏泄气机。如果经常生气，尤其是生闷气，超过了肝的疏泄能力，就会导致肝气不舒。这样一来，正常的气血运行和化生都要受到影响。"筋"得不到正常气血的供应，则其对关节的约束和控制能力就会受到影响，难怪关节要酸痛了。

这种由肝气不舒导致的关节酸痛，很多人会误认为是风湿性关节炎。结果，吃了很多消炎止痛的西药以及祛风、散寒、除湿的中药，效果都很不理想。笔者就曾诊治过许多这种类型的关节酸痛患者，采用舒肝理气的方法，效果很好。根据笔者的观察，这种关节酸痛患者以女性为多见。她们往往有很沉重的心理负担，遇事儿总想不开，翻来覆去琢磨，爱钻牛角尖儿。用中医术语来讲，叫"情志不遂"。时间一长，就会引起肝气不舒，进而影响到"肝主筋"的功能，出现关节酸痛。可见，保持乐观的心态多么重要！平时，可以采用玫瑰花、白梅花、苏梗、橘叶、桑枝、丝瓜络等泡水代茶，可以起到很好的疏调肝气、缓急止痛作用。

3 体内有湿热

体内有湿热也能引起关节酸痛。正如《黄帝内经》中所言:"湿热不攘,大筋软短,小筋弛长,软短为拘,弛长为痿。"或因嗜食鸡、鸭、鱼、肉,或因过食辛辣刺激和黏腻不易消化之品,或因吸烟、饮酒过多,都会造成体内湿热积聚。湿热邪气易闭阻气机,使气血不能正常的化生和营运。关节部位气血循环障碍,也能引起关节酸痛。

可见,良好的生活习惯和饮食习惯对于人体的健康何等重要!有人认为,饮食过度,伤害的不就是消化器官嘛!其实不然。中医有句话:"脾胃不和,百病由生",非常重视饮食、脾胃在疾病发生发展过程中的作用。《黄帝内经》中"高粱之变,足生大丁,受如持虚"的劝诫,就是指过食膏粱厚味容易使人罹患疔疮类疾病。从今天临床来看,糖尿病足的发生、痛风病的关节肿痛,其发病均与饮食不节、过食肥甘厚味有着密切的关系。因此,清淡饮食对于改善体内湿热造成的关节酸痛非常重要!此外,各种绿叶蔬菜、白萝卜、薏米、马齿苋等对于清除体内湿热功效确切。

腰酸腰痛

1 肾气不足

肾气不足是造成腰酸腰痛的最常见原因。《黄帝内经》中就有"腰者，肾之府。转摇不能，肾将惫矣"的记载。可见，古人已经认识到肾虚可以导致腰痛。或因先天素质虚弱，或因后天过于劳累，都会使肾气受到伤损。肾气不足，失于荣养，就会表现出腰酸腰痛。所谓"腰肌劳损"之类的病变多属这种类型。有时，痛得连猫腰扫地、弯腰洗脸都坚持不了。

遇到这种情况，许多人都会采取本能的保护方法：赶紧躺一会儿，休息休息。其实，把"肾"累到这个程度，肯定还会伴有其他表现，如两腿没劲儿、性功能低下、眼圈发黑、脚后跟儿疼、爱忘事儿、手脚发凉、气息短促、夜里小便增多等。中医认为，肾藏精，主生殖。如果性生活过于频繁，肯定会对身体造成伤害。尽管由于人与人之间体质的差异，到底性生活频度多少算合适暂无定论，但有一点可以肯定，那种一天好几次房事的做法是不值得提倡的。在我国明代，就有因性生活过频而造成下肢指骨坏死，被迫进行指骨截肢术的记载。因此，节欲保精历来为养生家所提倡。至于补益肾气的食物，栗子、莲子、核桃、枸杞、山药、西洋参、冬虫夏草等，都可以在食疗时进行选择。

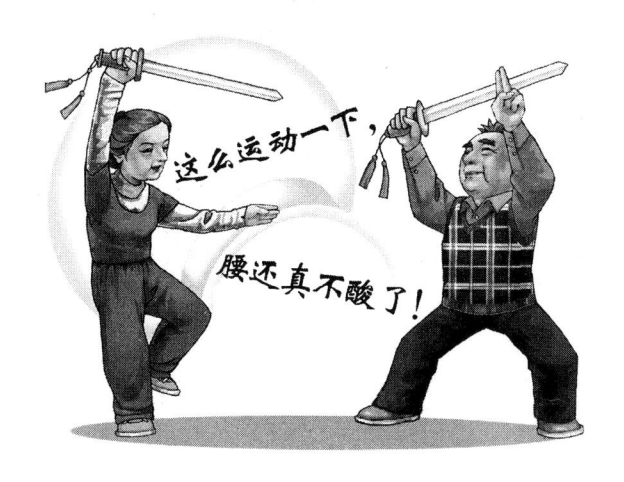

2 气血郁滞

气血郁滞也是造成腰酸腰痛的重要原因。有些人平时很少运动，除工作外，就是睡觉。"仨饱儿，一个倒儿"，说得一点儿也不为过。还有些人，由于工作性质，必须长期保持一个姿势，如汽车驾驶员或长期伏案工作者。这些人群中，很多人都有腰酸腰痛的毛病。原因就在于，腰部气血循环较差。所以，这种腰酸腰痛的特点是，换个姿势，或者活动活动，腰痛就明显减轻。

因此，建议那些天天躺在床上"背床"的人，赶紧起床活动活动吧。适度的运动有助于促进全身血液循环，使腰部的气血供应得到明显改善。至于那些长期以固定姿势工作的人，每周可以抽一两次时间参与到"运动族"中来。散步、游泳、慢跑、登山、跳舞、做体操、打太极拳、转呼啦圈等都是十分有效的有氧运动方式，可以预防和改善气血郁滞造成的腰酸腰痛。家庭护理可以采取局部按摩、拔火罐、贴膏药、用热毛巾热敷、洗热水澡等方法来改善腰部的血液循环。

手脚麻木

气血亏虚

气血亏虚是造成手脚麻木的最常见原因。我们每个人都有过手脚麻木的经历。比如说，在床上盘腿儿坐久了，一下地，就会感觉腿麻酥酥的；睡觉时不注意，压着胳膊了，醒来后，整个手臂会变得又麻又木；寒冷的冬季，在外面呆久了，手脚会被冻得发木……当然，这些还不能算作病态。我们要说的手脚麻木，是指没有什么明显的诱因，还经常觉得手脚麻木，那就要警惕是身体的某个地方出了毛病。中医认为，造成手脚麻木的主要原因在于气血亏虚。

从临床来看，手脚麻木多见于中老年人。人到中年，身体的各项生理机能逐渐从旺盛转向衰退。用中医的话来讲，人体的气血津液已经开始减少，五脏六腑的功能也已经开始衰退。当人体内的气血衰弱到不足以濡养四肢关节时，手脚麻木就要不可避免地发生了。中医有句行话："麻属气不达，木属营血亏"，说的就是这个道理。时下，有很多中老年人都很关注自己的身体，但事实上，真正能够对自身的健康状况作出正确判断的几乎是凤毛麟角。有些中老年人，一发现自己手脚麻木，就开始加强锻炼，有压腿的，有蹭背的，有甩手的，有转腰的……通过这些活动，可以使身体的气血运行加快，手脚麻木的现象可能会在某种程度上得到缓解和改善，对于气血运行不畅所造成的手脚麻木还算对路。但是，如果造成手脚麻木的原因是气血亏虚，那么上述运动不仅无济于事，还有可能因为延误了最佳治疗时机而产生不良的后果。气血亏虚的人，除了可能表现出手脚麻木之外，面色发黄或发白，皮肤缺少光泽，浑身没劲儿、爱忘事儿、老想睡觉、爱出虚汗等也是常见的表现，女性朋友还有可能过早地闭经。那么，哪些食物可以帮助补益气血呢？牛肉、羊肉、桂圆、枸杞、糯米、大枣、山药、西洋参、乌鸡、莲子、蜂蜜等效果都不错，可以酌情进行选择。

手脚发凉

1 阳气不足

阳气不足是造成手脚发凉的最常见原因。中医认为，人体之所以能遍身温暖，保持一定的温度，是体内阳气发挥温煦作用的结果。由于四肢位于身体的最远端，因此，人体内的阳气要想达到这些部位，其前提条件就是人体内的阳气要充足。如果由于先天不足，或后天失养，导致人体内的阳气亏乏，则手脚发凉的出现也就不足为奇了。

日常生活中，手脚发凉的人并不少见，而且有些人手脚凉得让人害怕。比如，有的人夜里睡觉时，被窝里必须放个热水袋，否则手脚冰凉，半天也暖和不过来；有的人盛暑酷夏还穿着棉鞋，即使这样，还觉得脚底下呼呼冒风；有的人风华正茂、仪表堂堂，可与人一握手，吓对方一跳，让对方都感到寒气袭人……其实，这样的人八成都属于体内阳气不足。典型的阳气不足的人，除手脚发凉外，还会出现浑身没劲儿、不愿意动、大便偏稀或次数增多、比一般人怕冷、爱出虚汗等表现。在冬季，如果防寒保暖措施跟不上，这样的人很容易冻伤手脚。日常护理方面，每晚睡觉前可以用花椒、干姜、生姜熬水，浸泡双手和双脚。水温可以稍微热一点儿，以不烫伤皮肤为原则，时间则是越长越好。每天坚持，对于改善手脚发凉非常有效。食疗方面，则以温补阳气为主，莲子、大枣、饴糖、牛肉、羊肉、糯米、蜂蜜等都可酌情进行选择。

2 肝气不舒

肝气不舒也是造成手脚发凉的常见原因。这种情况以女性为多见。中医认为，肝对体内的气机起着疏导和调畅的作用。一身阳气能够均匀分布到全身各处，与肝的疏泄功能是分不开的。由于男女两性的差异，女性朋友中爱生气的似乎更多一些，而且有些经常是生闷气，憋在心里不说出来。久而久之，会使肝的疏泄功能受到影响，人体内的阳气郁积在一处，不能均匀地分布于全身。处于身体最远端的手脚部位因缺乏阳气的温暖和温煦，同样会表现出手脚发凉。

从临床来看，肝气不舒的人往往遇事儿想不开，"心眼儿"小，考虑得比别人更多一些。在别人看来无所谓的事情，在他这儿就怎么也过不去。笔者遇到过很多这样的女性朋友，来看医生时，尽情倾吐她们心中的不满和委屈。这时，我一般不去打断她们，任她们倾吐，因为这本身就是一种气机调畅的过程。很管事儿，很多患者跟医生倾吐完以后，还没吃药，病就觉得好了三分。真应了那句话，心病还得心药医。典型的肝气不舒的人，还经常伴见两胁胀痛、喜欢叹气、睡觉不好、不想吃饭、身上没劲儿等表现。对于这样的人，要鼓励他们多与人沟通，不要过于计较一时的得失。要劝导他们遇事儿往宽处想，往远处看，"人无远虑，必有近忧"！食疗方面，玫瑰花、白梅花、橘叶、陈皮等泡水代茶，具有很好的调理气机的作用。

足跟疼痛

肾脏虚弱

> 肾脏虚弱是造成足跟疼痛的最常见的原因。中医认为，肾脏的功能是主骨生髓，其经脉起于足底涌泉，进入并环绕足跟内部，然后再沿内踝上行。或者由于机体的衰老，或者由于房劳过度，都会造成肾脏虚弱。这时，作为承受人体一身重量的足跟部位就会表现出疼痛了。

当然，由于每个人肾脏虚弱的程度不同，则足跟疼痛的程度也不尽一样。有的人足跟部位隐隐作痛，有的人足跟部位着地时疼痛，有的人足跟部位夜晚上床后疼痛，有的人足跟部位疼痛剧烈不能着地……尽管表现各不相同，但肾脏虚弱的实质是一样的。如果仔细观察，就会发现，肾脏虚弱的人在出现足跟疼痛的同时，常会伴有腰膝酸软、倦怠乏力、比一般人怕冷、小便次数偏多、手脚发凉等表现。肾脏虚弱的足跟疼痛常见于老年人群，是一种机体功能退化的表现。日常生活中，可以多吃些核桃仁、山药、栗子、枸杞、海参、猪骨髓、牛骨髓、羊骨髓、莲子等，都具有很好的补肾效果。

第十一章 男性常见症状

阳痿

1 肾气不足

肾气不足是阳痿的最常见原因。中医认为,肾主生殖。先天禀赋不足,后天失于调养,都会造成肾气不足而致阳痿。工作压力的增大,休息时间的减少,体育运动的缺乏,更无形中助长了阳痿的"势头"。从铺天盖地到处"补肾壮阳"的广告也可以看得出来,肾气不足已成为导致男性阳痿的"罪魁祸首"。

可别以为这是小事儿,特别是 40 岁以上的男士,认为已经完成了生儿育女的任务,阳痿就阳痿吧。其实不然,这是一个身体状况低下的信号。肾气不足的人,罹患糖尿病、心脏病、高脂血症、各种肿瘤以及骨质疏松的概率比一般人大得多,因为肾气是一生生命活动的原动力。那么,肾气不足有哪些表现呢?除阳痿外,腰膝酸软、手脚冰凉、恶寒倦怠、夜多小便、健忘眩晕、气息短促等也是肾气不足的

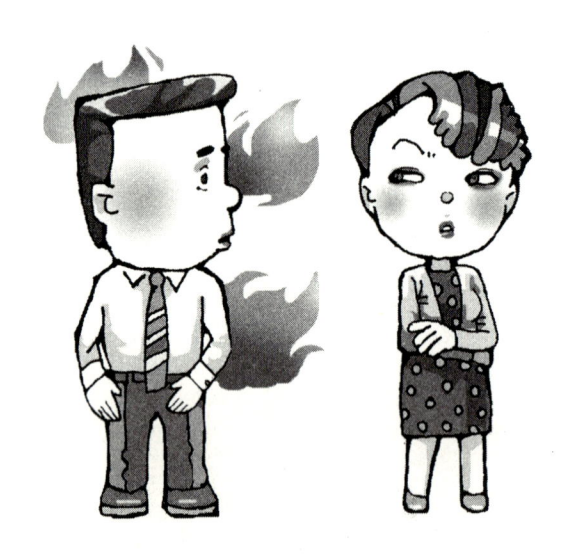

常见症状。枸杞、山药、莲子、核桃、西洋参、冬虫夏草、狗鞭、鹿鞭、牛鞭等均具有很好的补益肾气作用，您可以酌情进行选择。

2 肝气不舒

　　肝气不舒也是导致阳痿的重要原因。经常有这样的情况发生：丈夫与妻子进行了一番激烈的争吵之后，怎么也不会想到，竟然从此落下了阳痿的毛病。原来，男性勃起功能的正常不仅需要"气足"，还需要"气顺"。"肝"是人体内负责调畅气机的脏器，从经络循行来看，生殖器部位正好位于肝经的循行路线上。一生气，气就郁，郁就不达，生殖器同样缺乏气的供应，自然也就痿废不用了。

　　可见，夫妻感情恩爱、关系融洽可以有效地避免阳痿的发生。众所周知，和谐美满的性生活是夫妻间感情的润滑剂。性与爱本身相辅相成，无性的爱情是不完美的，没有爱情的性也是不提倡的。难怪有人说，性不是万能的，但没有性也是万万不能的。夫妻间应该互相理解、尊重、体贴和包容。如果丈夫得了阳痿，做妻子的应该给予关心和鼓励，而不是讥讽和谩骂。笔者就曾遇见一位男士，诉其罹患阳痿后的苦衷：妻子动不动就埋怨，给这位男士带来很大的心理阴影，结果吃了很多药，阳痿都没有治好。相反，如果这位妻子能够体贴关心他的丈夫，从心理上给予安慰和疏导，完全可以获得事半功倍的治疗效果。

3 体内有湿热

体内有湿热也可以导致阳痿，而且这种情况并不少见。但因为很多人不知道，或者不重视，因此，体内有湿热导致阳痿的影响远不及"肾气不足"深入人心。其实，《黄帝内经》中就已经提到"湿热不攘，大筋软短，小筋弛长，软短为拘，弛长为痿"。湿热邪气的最大危害就是阻闭人体气机，使人体上、下、内、外的气机不得通利。气机不通，一样会造成生殖器部位缺乏气的供应，同样也会导致阳痿的发生。

体内有湿热，一般会表现出不想吃饭、嘴里没味儿或发黏、倦怠乏力、头晕头沉、两腿没劲儿、恶心呕吐、舌苔黄腻等表现。很多人一看这么多"虚象"，又有阳痿，就会不免落入俗套而大肆补肾，其结果往往是南辕北辙、事与愿违。笔者就曾遇到过这样一位男士，患阳痿半年，自己买了不少补肾壮阳的药吃，结果一点儿效果也没有。经笔者诊治，按体内湿热治疗，2周后即见明显效果。特别提醒，对于体内有湿热的人，吃东西时一定要注意，最好不要动鸡、鸭、鱼、肉以及一切黏腻不易消化的食物。每天以清淡素食为主，对于祛除体内的湿热是非常有益的。

遗精

1 胡思乱想、相火妄动

> 胡思乱想、相火妄动是造成遗精的最常见的原因。青春期以后的男性，随着生理发育的成熟，开始越来越多地关注异性，表现为对异性的好感，有强烈的性欲望、性冲动，充满了性幻想等。这时，如果思想上不能把持自己，陷入异性的"勾引"而不能自拔，或者禁不住那些淫秽色情非法出版物的诱惑，整日沉溺其中，想入非非，就会造成相火失于潜藏，阴精随之外泄，遗精也就频频发生了。

有人认为遗点儿精无所谓，不就是丢失点儿蛋白质加体液吗？干嘛大惊小怪的？持这种观点的人可是大错特错了。中医认为，男子以精为先天，女子以血为先天。精血是构成人体最根本的物质基础，精血充盛是人体健康的根本保证。所以，中国古代善于养生者都非常强调修心养心，不为色情淫荡之物所扰。如元代医家朱丹溪就曾劝诫："夫以温柔之盛于体，声音之盛于耳，颜色之盛于目，馨香之盛于鼻，谁是铁汉，心不为之动也？善摄生者……宜暂远帷幕，各自珍重，保全天和。"古人如此强调洁身自好的重要性，处于现代文明高度发达的今天，我们有什么理由不去参考和借鉴呢？

② 肾脏虚弱、失于固摄

肾脏虚弱、失于固摄也是造成遗精的原因。《黄帝内经》中明确指出肾脏的功能："肾者，主蛰，封藏之本，精之处也。"肾脏主管人体一身之精的封藏和固摄，或因先天禀赋不足，后天失于调养；或因房劳过于频繁，性生活次数过多，都会造成肾脏之精过度消耗。物质的亏损进而引发功能的衰退，也会引起频频遗精。

可见，对于肾虚失于固摄所致的遗精，补肾固精自然是治疗的当务之急。同时，针对造成肾虚的先、后天不同原因，还要采取不同的生活调理。如果属于先天不足、后天失养型，在进行药物补肾的同时，还可以配合使用一些简便易行的食疗方法，如核桃、莲子、山药、灵芝、冬虫夏草、枸杞、韭菜籽、鹿鞭、牛鞭、狗鞭等，都具有确切的补肾功效。当然，在这里需要指出的是，很多人根据"吃啥补啥"的说法，认为食用动物"腰子"就能补肾，这是很大一个误区。古人"吃肾补肾"中所食用的"肾"，也即我们平时所说的各种"鞭"，是指动物的"外肾"，也就是外生殖器，包括阴茎和睾丸，可不是指"腰子"。

当然，对于房劳过度导致肾虚引起的遗精，适当减少性生活次数是解决问题的根本。我国古代早在南北朝时期，就有医家大声疾呼，提倡晚婚晚育。其核心精神，就是减少过早过频的房事对人体阴精的伤耗，无论是对男人还是对女人。至于性生活次数多少算合适，这个问题要因人而异。只要房事第二天精力充沛、不感觉疲乏，就算适度。那些每天1次、每周2次、每周3次等等的说教，只可作为参考，不能机械地当做"金科玉律"来执行。因为人与人之间的个体差异是很大的，要"量力而行"。如果房事后身体出现腰酸腿软、自汗盗汗、精神委靡、倦怠嗜卧、头晕目眩等症状，均为房劳过度的早期信号。如果此时仍"乐此不疲"，不加以注意的话，等到出现遗精滑精、阳痿早泄再去寻医问药，就好比"渴而穿井，斗而铸锥，不亦晚乎！"

早泄

肾虚不固

> 肾虚不固是造成早泄的最常见原因。中医认为，肾主生殖，是藏精的场所。由肾精所化生的肾气，是人体一身之气的根本。肾气除了激发和推动五脏六腑的正常生理功能外，对于肾精还有封藏和固藏的作用。对于健康的男性来说，肾精既要充足，又要秘藏。如果先天禀赋不足，或者后天耗损太过，就会造成肾虚不固。这时，发生早泄也就不足为奇了。

其实，早泄只是肾虚不固的一种表现。对于肾虚不固的人来说，除早泄外，还可伴见腰膝酸软、小便清长、小便频急、气短懒言、倦怠嗜卧、脚后跟儿疼等其他种种表现。从临床实践来看，在治疗早泄的过程中，放松心情、克服因早泄而产生的紧张心理非常重要。俗话说："既来之，则安之。"经常可见有些男性朋友，因早泄而产生沉重的思想负担。结果，怕啥来啥，越紧张越早泄，越早泄越紧张，形成恶循环，给治疗增加了难度。由于早泄的根本原因多由于肾虚不固，因此，在治疗过程中，节制性欲、减少性生活次数，以使肾脏得到很好的修复也是非常必要的。当然，在性生活时，采用戴避孕套、分散注意力、用手握住并向后牵拉睾丸等方法也可以有效地减缓早泄的发生。食疗方面，核桃仁、山药、枸杞、芡实、莲子、栗子、桑葚、海参等都是很好的补益肾脏之品，可以酌情进行选择。

第十二章
女性常见症状

痛经

1 受寒着凉

受寒着凉是造成痛经的最常见的原因。中医认为，寒性的特点是"收引"和"凝滞"。如果夏天空调过凉、贪吃冷饮，冬天居处寒凉、衣被单薄，或游泳时水温过低，或经常用双手接触凉水，都会导致寒邪侵袭。寒主"收引"、"凝滞"，导致血管变得狭窄，血流变得缓慢，甚或使血液凝滞而成瘀血，"通则不痛，痛则不通"，这时，痛经就要发生了。

因此，为了避免受寒着凉，女性在月经来潮前和月经期间，不要吃从冰箱里刚取出来的饮食物，如冰激凌、各种冷饮、冰镇水果等。同时，也要尽量避免淋雨或在水温较低的情况下游泳。如果由于受寒着凉而痛经，找一个暖水袋放在肚脐下热敷是一种比较简便易行的方法。民间普遍流行的喝点儿生姜红糖水的做法，也可以有效地帮助驱除体内寒气，缓解痛经。

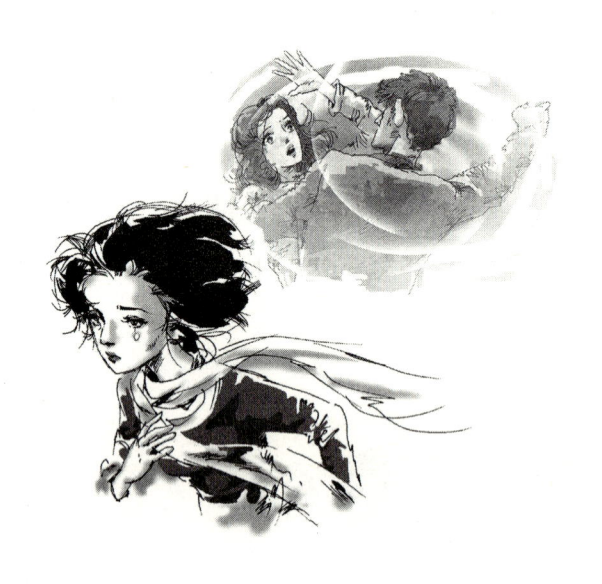

2 肝气不舒

> 肝气不舒也是导致痛经的重要原因。中医认为，肝藏血，主疏泄气机。因此，肝脏功能的正常与否会直接影响到女性的月经。如果经常生气，心里总想不通，超过了肝脏疏泄气机的能力，就会导致肝气不舒，使气机运行受阻。而经血的按时到来与调畅，离不开肝气的正常通调。因此，很多女性的痛经与她们总爱生气有着直接的关系。

其实，肝气不舒对女性的健康危害非常大，远不止痛经这一点。很多妇科疾病的发生，如月经失调、卵巢囊肿、子宫肌瘤、乳腺增生、白带增多、不孕症、蝴蝶斑等，都与肝气不舒有关。在物质生活极大丰富的今天，夫妻间矛盾已不只是停留在温饱层面，人们开始越来越多地关注情感方面的问题。俗话说，"家家有本儿难念的经"。笔者接触到许多女性患者，在她们诉说病变的过程当中，往往说着说着就开始掉眼泪，哭得很伤心。试想，在这样的生活环境中，肝气能舒畅吗？能不生病吗？诚然，为了家庭的和睦、身心的健康，女性似乎应该学会坚强与快乐。那么，男性是不是也应该给女性更多的理解和关爱呢？对于肝气不舒的痛经，可以用月季花、玫瑰花、白梅花等泡水代茶，又活血，又理气，对于缓解痛经帮助很大。

3 精血亏虚

精血亏虚也是导致痛经的原因之一。肝藏血，主疏泄；肾藏精，主生殖。或因先天体质虚弱，或因后天失于调养，精血亏虚，不荣血脉。每逢经期，气血下泻，使肝肾精血"虚上加虚"，出现"不荣则痛"的痛经。比如，有些女性月经初潮较晚，而且自初潮时就有痛经，多属先天不足之类；有些女性为了工作而过于劳累，有些女性为了减肥而拼命节食，有些女性大病初愈而失于调养，有些女性流产过多而耗伤真元……这些，均属后天失于调养。不论先、后天何种因素造成精血亏虚、气血不足，都会导致虚性痛经。

因此，对于这种类型的痛经，补益精血是其根本。很多人都喜欢食疗，那么，怎么吃才算科学？《黄帝内经》中说"五谷为养，五果为助，五畜为益，五菜为充，气味合而服之，以补精益气"，这和现代营养学有关平衡膳食营养的说法不谋而合。也就是说，在素食的基础上，荤素搭配，这才符合我国传统的饮食结构。据调查，在世界第四长寿之乡——我国新疆和田于田县和世界第五长寿之乡——我国广西巴马瑶族自治县，当地的饮食结构均为素多荤少。当然，对于脾胃虚弱者，可配合生姜、山楂、炒麦芽、炒谷芽、山药、大枣、扁豆、莲子等健脾开胃；对于肝肾亏虚者，可配合枸杞、甲鱼、海参、牛骨髓、羊骨髓、猪骨髓等补益精血。总之，只要月经期间遵循"保持清洁，寒温适宜，情志调畅，避免劳累"的原则，痛经的困扰就会大大减轻。

白带过多

1 脾肾虚弱

> 脾肾虚弱是引起白带过多的最常见原因。中医认为,正常的白带对于女性阴道起着润泽作用。但如果白带过多,就成了一种病态。由于白带的性质湿润如水,所以中医称它为湿邪。脾主运化水湿,肾又主水。所以,不论是先天体质虚弱,还是后天过于劳累、操心过度等,都会导致脾肾虚弱。当脾肾的功能减退时,水湿就不能被很好地吸收、输布与利用,就会造成白带过多。

一般来讲,这种情况下的白带过多,质地多较清稀,颜色略显白色,也没有什么气味。同时,还经常伴见身上没劲儿、不想吃饭、比一般人怕冷、嘴里发甜、腰酸腿软、大便偏稀等。有些人认为,白带多点儿无所谓,勤洗着点儿就行了。这可就大错特错了。因为白带过多是在提醒您,身体已经出了毛病,脾肾已经虚弱了,应该引起注意了。因此,日常护理方面,首先要消除过度疲劳、过于操心、盲目节食减肥等不良生活习惯,以免伤害脾肾。同时,生活起居要规律,休息睡眠要充足,饮食搭配要合理。食疗上,可以采用山药、芡实、大枣、扁豆、红豆、薏米等煮粥,既可健脾固肾,又不失为美味佳肴。

2 卫生习惯不好

卫生习惯不好也是引起白带过多的重要原因。比如，不清洁的性交，经期、产后未能养成良好的清洁习惯，长时间居住在阴暗潮湿的环境中等等，都可能引起白带过多。当然，这种情况下的白带过多，颜色有点儿发黄，或黄白相兼，常有难闻的气味，或者外阴瘙痒、有灼热感等。同时，还会伴有大便黏滞不爽，小便颜色发黄等表现。

因此，对于这种类型的白带过多，最重要的是要养成良好的卫生习惯，保持外阴清洁。特别是性生活时，男女都要注意外阴卫生，并且要洁身自好，杜绝不洁性交。女性更要注意经期与产后卫生，提倡使用淋浴及蹲式厕所。穿衣服时，提倡穿用纯棉的内衣裤，并要经常换洗、晾晒。饮食方面，尽量吃得清淡些，少吃辛辣、油腻及刺激性食品。需要提醒大家的是，女性的一些生殖系统肿瘤也可以导致阴道分泌物的异常。因此，如果带下量多，颜色黄绿如脓，或红白相兼，或五色混杂，且伴有臭秽难闻的气味时，要高度警惕，做到早发现、早诊断、早治疗。当然，无论有无白带异常，各位已婚的女性朋友都应该每年定期进行妇科普查，这样才能有备无患、防患于未然。

乳房胀痛

肝气不舒

> 肝气不舒是造成乳房胀痛的最常见原因。中医认为，肝主疏泄，肝主调畅气机。如果心情长期抑郁，总爱生气，就会造成肝的疏泄功能障碍，出现肝气不舒的情况。而肝经的循行路径正好经过乳房，所以乳房胀痛是女性肝气不舒的常见症状。如果仔细观察，就会发现，这种乳房胀痛多于月经来潮前及月经期间加重，同时还会伴有胸部憋闷、两胁胀满、喜欢叹气等气机不畅的表现。

对于肝气不舒引起的乳房胀痛，学会消除自己的不良情绪非常重要。选择适当的方法发泄一下心中的不快，可以起到缓解肝郁的作用。比如，在歌厅里引吭高歌，和朋友到郊外呐喊，或者通过跑步、游泳等运动方式宣泄情绪。除此以外，还可以选择转移注意力的方法，将注意力转移到其他事情上去。如工作压力较大的人，可以在周末和朋友去郊游以放松心情。如果是感情上出了问题，可以把精力投入工作中，在社会中找回自我。还有一种更高境界的方法，我们也可以叫它"升华法"，即许多生活中的烦恼，如果把它们放在整个人生道路上看，只不过是一段段小的插曲。要知道，人无远虑，必有近忧。目光放得远一点儿，心胸再开阔一点儿，对你的健康绝对有益。肝气不舒的人，平时可以用疏肝理气的苏梗、橘叶、玫瑰花、白梅花等泡水代茶，可以有效地缓解乳房胀痛。

月经量过多

1 体内有热

体内有热是造成月经量过多的最重要原因。道理很简单，血遇热则行，遇寒则凝。火热在内，迫血妄行，就会引起月经量过多。这种情况并不少见。引起体内有热的原因很多：有的人体质偏于阳盛，有的人爱吃辛辣刺激食品，还有的人脾气不好、"点火儿就着"……久而久之，都会造成体内有热，引起月经量过多。

体内有热的表现很多，除月经过多外，还有心烦急躁、口舌生疮、嘴干嘴苦、喜欢吃凉东西、睡觉不好、大便偏干、小便发黄、心跳加快等征象。而且，这时候的月经往往是鲜红色或颜色比较深，这是因为火热煎熬血液的缘故。很多人一看月经量过多，丢失那么多血液，身子肯定"发虚"，于是就开始"大补"。结果，南辕北辙，适得其反，月经量越来越多。因此，对于体内有热的月经量过多患者，除不要盲目进补外，还要注意，不要过食辛辣刺激或其他容易上火的食物，并应随时调整心态，保持心情舒畅。平时，可以选用白萝卜、苦瓜、西瓜、梨、菊花、绿茶、苦丁茶等进行食疗，具有很好的清降气火作用。

2 脾胃虚弱

脾胃虚弱也是引起月经量过多的重要原因。中医认为，脾统血，即血液的正常运行要靠脾胃的统率和固护。如果先天脾胃虚弱，或者后天失于调养，都会使脾胃对血液的统率和固护功能失常，导致脾不统血，出现月经量过多。比如，有的人饮食不加节制，大吃大喝；有的人生活没有规律，饥饱无度；有的人为了减肥，盲目节食；有的人操持家务，过于劳累；有的人经常生气，不爱吃饭……都有可能导致脾胃虚弱而月经量过多。

因此，为了保护脾胃，就要做到生活起居有常，饮食定时定量，不要盲目节食，避免过于劳累，心情乐观舒畅。如果生活放任、不管不顾，疾病就会找上门儿来了。笔者见过许多这样的病例。一位40多岁的女性，因为参加宴会吃得过多，结果月经量比以往明显增多。一位30多岁的女性，因为连日加班，过于劳累，结果月经量多得吓人，弄脏了衣裤和凳子，很是尴尬。这种脾不统血导致的月经量过多，颜色往往偏淡而且质地多较稀薄。对于这样的人来说，食疗的效果非常明显，山药、大枣、莲子、扁豆、生姜、猪肚、牛肚、羊肚等，可放心选用。

月经量过少

1 气血不足

气血不足是造成月经量过少的最常见原因。中医认为，气为血之帅，血为气之母。二者相互依赖，不可分离。若气血充足，功能旺盛，则经血如期而充盈。反之，若气血不足，功能衰退，则经量会明显减少。造成气血不足的原因很多，素体虚弱、营养不足、过于劳累、失血过多等，均可耗伤气血而致月经量过少。

一般来讲，气血不足的人体质都比较弱。女性除表现为月经量过少外，还可见到面色发黄、身体偏瘦、经常怕冷、浑身没劲儿、爱忘事儿、手脚冰凉、血压偏低等。这时，月经量过少就成为一种全身功能低下的"信号"。因此，在避免劳累、合理膳食的同时，应注意调理脾胃、培补气血。调理脾胃可选山药、大枣、莲子、扁豆、生姜，培补气血可选阿胶、桂圆、羊肉、牛肉、鸡肉、鲇鱼、猪蹄。另外，在月经期末可以少量吃些巧克力等食品。尤其是做过人工流产后的女性，更应该注意休息、保证营养。

2 体内有寒

体内有寒也是造成月经量过少的原因。中医认为，寒主凝滞，寒则涩而不流。如果生活起居不注意，感受了外界寒气；或者饮食不加节制，贪食了过多冷饮，都会导致寒邪侵袭。体内有寒，使血管收缩，血流变得细小，经血运行不畅，都会使月经量过少。这时的月经往往颜色发紫，而且里边有血块儿。

为了避免受寒，就要注意自身的"衣、食、住、行"。"衣"，是指女性的衣着不要过于单薄和暴露，尤其是在秋冬季节。为了"美丽"而遭受"冻人"之苦，恐怕有点儿得不偿失。"食"，是指平时不要吃从冰箱里刚拿出来的冰镇水果和饮料，因为这些东西很容易伤人阳气。"住"，是指居处要寒温适宜，避免阴冷潮湿的居住环境。夏季要避免空调冷气直吹。"行"，是指要尽量避免淋雨或在水温较低的情况下游泳、作业等。至于驱除体内寒气的方法，可以用暖水袋热敷肚脐部位，也可以喝点儿生姜红糖水，还可以用艾条熏烤肚脐和小腹部位。

3 精血亏虚

精血亏虚也可以导致月经量过少。中医认为，肝藏血，肾藏精，精血同源。或因先天体质虚弱，或因结婚年龄过早，或经常做人工流产，或性生活次数过多，或因饮食缺乏营养，或因失血数量过多，都会导致精血亏虚，月经来源不足而致月经量过少。和气血不足造成的月经量过少相比，精血亏虚型的月经量过少病位就更深一层了。

针对精血亏虚的不同原因，需要注意的事项也各不相同。对于先天体质虚弱者，加强饮食营养就显得尤为重要。至于结婚年龄过早的问题，主要存在于经济、文化发展相对落后的乡村、山区，在城市里基本不存在这种情况。对于这部分人群应该加强晚婚、晚育的宣传和教育。那些经常做人工流产，或性生活次数过多的人，应该懂得，无论是从中医还是西医的角度来看，他们的做法都会对身体造成很大伤害。尤其需要指出的是，近年来，由于性观念的淡薄和缺乏性行为自律而导致的婚前性行为时有发生。一些涉世未深的年轻女性未婚先孕后，不能及时吸取教训、采取有效的避孕措施，反而在短时间内连续怀孕，多次进行药物流产和人工流产。这样一来，不仅伤害了她们的身心健康，而且极有可能导致日后不孕症的发生。因为从中医角度而言，流产过多导致了精血亏虚。精血不足，月经自然也就量少了。补益精血的食物很多，猪骨髓、牛骨髓、羊骨髓、甲鱼、枸杞、黑芝麻等，都可以酌情进行选择。

月经提前

1 体内有热

体内有热是造成月经提前的最常见原因。中医认为，热属阳，寒属阴；阳主动，阴主静。当体内有热时，经血遇热而动，动则迫血妄行，使月经提前下泄。体内的热是从哪儿来的呢？有的人天生体质就偏于阳盛；有的人爱喝酒、吃辛辣刺激食品；还有的人爱生气，动不动就火冒三丈；还有的人经常闷闷不乐、郁郁寡欢，使体内气机运行不畅，壅滞在局部，郁而化火……都会造成体内有热，引起月经提前。

一般来讲，这种情况下的月经提前，往往伴有月经颜色较深、质地较稠，同时还会出现面红目赤、心烦口渴、口舌生疮、想吃凉东西等"热"象。中医治病讲究"去根儿"，对于体内有热引起的月经提前，要注意"败败火、养阴液、少生气"。"败败火"是指，一方面要管住嘴，少吃或不吃辛辣食物；另一方面，可以吃西瓜、苦瓜，喝绿豆汤，用莲子心泡水代茶。而"滋阴液"，不可一蹴而就，吃五谷杂粮、粗茶淡饭、莲子百合粥、冬瓜鸭肉汤、蜂蜜等都是不错的选择。同时，应注意不熬夜、节制性生活。"少生气"，好像有点儿说得容易，做得难。其实，从中医角度来讲，经常爱生气，本身就是一种病态，是脏腑功能失常的一种表现。平时，除了在主观上加以克制、遇事往宽处想之外，可以用生甘草、竹叶、莲子心、炒栀子等泡水代茶，火气一清，脾气自然也就好多了，月经提前的毛病也往往同时得到改善，这样的例子有很多。

2　脾胃气虚

脾胃气虚也是造成月经提前的原因。中医认为，脾胃是气血生化之源，脾胃之气对全身血液的运行起着统率和固护作用。若脾胃气虚，统率和固护作用减弱，就会使经血提前而至。引起脾胃气虚的原因很多，或先天不足，或饥饱无度，或盲目节食，或过于劳累，或经常生气等，时间一长，就会引起脾胃气虚而月经提前。

这种病人常常面黄肌瘦、有气无力、浑身没劲儿、不想吃饭、比一般人怕冷、大便稀溏，在月经提前的同时，还伴有月经颜色较淡、质地较稀薄。日常护理方面，要注意"饮食宜补气，起居不耗气，运动贵调气"。比如，饮食可多吃些健脾益气的食物。把山药、芋头、糯米、大枣混合蒸煮成糕，上面加少许山楂糕进行点缀，就是一道色、香、味俱全，健脾益气、和胃消食的食疗佳品。还有，可在炖鸡时，往汤中加入少许西洋参、党参、黄芪、大枣等，可明显增强补气作用。平时不要过于劳累，保证充足的睡眠。在经期之前要避免剧烈运动，减少房事。运动方式可选择太极拳、餐后散步、瑜伽等，对于调理气血都很有益。

月经错后

1 肝气不舒

> 肝气不舒是引起月经错后的最常见原因。中医认为，只要气血流通受阻，就会引起月经错后。因此，不论是受寒着凉，还是情志不畅，都会导致气血运行失畅，从而产生气滞血瘀、月经错后。当然，从日常生活中来看，由情志不畅而导致肝气不舒是引起月经错后的最常见原因。

一般来讲，这类患者往往心思较重，爱想事儿，遇事儿总想不开，月经来潮前也爱出现乳房胀痛、腹胀不适，月经中常挟带血块儿。这样的病例很多。笔者就曾遇到一位31岁的女性，以往月经还比较规律，25岁时做过2次人工流产后月经就开始错后。时间短的也得40多天一次，长的则3～5个月才来一次月经。该患者平时脾气较大，心事儿较重，人工流产时又遭遇感情纠纷，面色发暗，情绪低沉。很明显，生气后造成肝气不舒，引起了月经错后。对于这样的患者，治疗时要多加沟通，帮助她把内心的焦虑和忧愁释放出来。如果她处于愤怒状态，可劝其适当看一些悲伤情节的电影，能够有效缓解愤怒。这也即《黄帝内经》中提到的心理疗法，"怒伤肝，悲胜怒"、"喜伤心，恐胜喜"、"思伤脾，怒胜思"、"忧伤肺，喜胜忧"、"恐伤肾，思胜恐"。在药物治疗的同时，配合心理疗法，对于这样的患者非常有效。对于肝气不舒引起的月经错后，在加强心理疏导的同时，可以选用具有疏肝作用的月季花、玫瑰花、白梅花、橘叶等泡水代茶，效果不错。

2　肾气虚弱

肾气虚弱也是引起月经错后的原因。中医认为，肾藏精，主生殖。肾气是一身之气的根本和原动力，对人体起着温煦和气化的作用。如果先天肾气不足，后天又失于调养，或过于劳累，或房事过多，就会造成肾气虚弱而引起月经错后。这种情况下的月经，一般经量较少而且颜色较淡。患者在出现月经错后的同时，还会伴有全身功能的衰退和低下。

比如，笔者遇到的一位35岁女性，每次月经都要错后2～3周，来月经时感觉小腹冷痛，用手温熨、揉按可稍稍缓解，腰部酸软怕凉。一般来讲，喜揉喜按的疼痛属虚，拒按的疼痛属实。本例患者很明显属于肾气虚弱。原来，患者长期伏案工作，压力较大，经常加班，作息不规律。这样，在为她进行治疗的同时，建议她要注意劳逸结合。平时腰部注意保暖，夏季不可直接吹空调，晚上11点前睡觉，每天保证7小时以上睡眠，抽出1小时打太极拳或散步。月经来潮时喝点生姜红糖水，平时可吃生姜羊肉汤。该女士认真照办，3个月经周期后，月经基本恢复正常。1年后怀孕，顺利生子。

附 表

1. 自然界和人体的五行属性归纳表

自然界							人体						
五方	五季	五色	五味	五气	五化	五音	五行	五脏	五腑	五官	五体	五志	五液	五声
东	春	青	酸	风	生	角	木	肝	胆	目	筋	怒	泪	呼
南	夏	赤	苦	暑	长	徵	火	心	小肠	舌	脉	喜	汗	笑
中	长夏	黄	甘	湿	化	宫	土	脾	胃	口	肉	思	涎	歌
西	秋	白	辛	燥	收	商	金	肺	大肠	鼻	皮	悲	涕	哭
北	冬	黑	咸	寒	藏	羽	水	肾	膀胱	耳	骨	恐	唾	呻

2. 瓜果类食物性质一览表

名称	味	性	名称	味	性	名称	味	性
苹果	甘	凉	荸荠	甘	寒	枸杞	甘	平
梨	甘、微酸	凉	柠檬	酸	凉	黑芝麻	甘	平
西瓜	甘	寒	菠萝	甘、酸	微寒	松子仁	甘	温
桃	甘、酸	温	山楂	酸、甘	微温	杏仁	苦	温
杏	酸、甘	温	柚子	甘、酸	寒	向日葵子	甘	平
李子	甘、酸	平	杨梅	甘、酸	温	花生	甘	平
香蕉	甘	寒	荔枝	甘、酸	温	莲子	甘、涩	平
柿子	甘、涩	凉	芒果	甘、酸	凉	栗子	甘	温
樱桃	甘、酸	温	椰子	甘	温	榛子	甘	平
枇杷	甘、酸	凉	甘蔗	甘	寒	桂圆	甘	温
橘子	甘、酸	凉	草莓	甘、酸	微寒	大枣	甘	温
橙子	酸	凉	乌梅	酸	温	胡桃仁	甘	温
葡萄	甘、酸	平	菠萝蜜	甘、微酸	平	无花果	甘	凉
榴梿	甘	热	桑葚	甘、酸	寒	白果	甘、苦、涩	平
山竹	甘、酸	寒	金橘	辛、甘	温			

3. 蔬菜类食物性质一览表

名称	味	性	名称	味	性	名称	味	性
白萝卜	甘、辛	凉	芫荽	辛	温	银耳	甘	平
胡萝卜	甘、辛	温	海带	咸	寒	茴香	辛	温
茄子	甘	凉	大葱	辛	温	韭菜	辛	温
大蒜	辛	温	生姜	辛	温	白菜	甘	平
辣椒	辛	热	番茄	甘、酸	微寒	黄花菜	甘	凉
黄瓜	甘	凉	豆芽	甘	平	芹菜	甘、辛	凉
苦瓜	苦	寒	土豆	甘	平	西葫芦	甘	平
丝瓜	甘	凉	菠菜	甘	凉	南瓜	甘	温
冬瓜	甘、淡	微寒	竹笋	甘	寒	红薯	甘	平
黑木耳	甘	平	洋葱	辛	温	芋头	甘、辛	平
莲藕	甘	寒	山药	甘	平	蘑菇	甘	凉
马齿苋	酸	寒	百合	甘	平	鸡㙡	甘	平
茭白	甘	寒	香菇	甘	平			

4. 粮食类食物性质一览表

名称	味	性	名称	味	性	名称	味	性
豆腐	甘	凉	黑米	甘	凉	小米	甘、咸	凉
芝麻	甘	平	紫米	甘	平	蚕豆	甘	平
绿豆	甘	寒	高粱	甘、涩	温	黄豆	甘	平
黑豆	甘	平	玉米	甘	平	豆浆	甘	微寒
大米	甘	平	小麦	甘	凉	赤小豆	甘、酸	平
籼米	甘	温	大麦	甘	凉	豌豆	甘	平
糯米	甘	温	荞麦	甘	凉			

5. 肉、蛋、乳类食物性质一览表

名称	味	性	名称	味	性	名称	味	性
猪肉	甘、咸	微寒	羊肉	甘	温	鲟鱼	甘	平
猪胰	甘	平	羊乳	甘	温	鹌鹑	甘	平
猪肚	甘	温	羊心	甘	温	鹌鹑蛋	甘	平
猪蹄	甘、咸	平	羊肝	甘、苦	凉	泥鳅	甘	平
猪肤	甘	凉	羊肚	甘	温	燕窝	甘	平
鸡肉	甘	温	羊肾	甘	温	白鸭肉	甘、咸	平
鸡蛋白	甘	凉	羊肺	甘	平	鸭血	咸	寒
鸡蛋黄	甘	平	羊脂	甘	温	鸭蛋	甘	凉
猪油	甘	微寒	海参	甘、咸	平	鹅肉	甘	平
牛奶	甘	微寒	牡蛎肉	甘、咸	平	甲鱼肉	甘	凉
鸽蛋	甘、咸	平	带鱼	甘	温	鹿肉	甘	温
猪髓	甘	寒	鲤鱼	甘	平	狗肉	咸	温
牛髓	甘	温	桂鱼	甘	平	虾	甘	温
羊髓	甘	微温	鲫鱼	甘	平	白鳝	甘	平
雁肉	甘	平	鲇鱼	甘	温	黄鳝	甘	温
松花蛋	辛、涩、甘、咸	寒	鲖鱼	甘	平	鲳鱼	甘	平
兔肉	甘	凉	草鱼	甘	温	鲮鱼	甘	平
牛肉	甘	平	鲈鱼	甘	平	螃蟹	咸	寒

6. 调味品类食物性质一览表

名称	味	性	名称	味	性	名称	味	性
香油	甘	凉	肉桂	辛、甘	热	山柰	辛	温
蜂蜜	甘	平	吴茱萸	辛、苦	热	砂仁	辛	温
食盐	咸	寒	花椒	辛	热	白豆蔻	辛	温
醋	酸、甘	温	荜茇	辛	热	草豆蔻	辛	温
茶叶	甘、苦	凉	丁香	辛	温	草果	辛	温
豆油	辛、甘	温	高良姜	辛	热	白芷	辛	温
白糖	甘	平	小茴香	辛	温	陈皮	辛、苦	温
红糖	甘	温	胡椒	辛	温	木香	辛、苦	温
干姜	辛	热	八角茴香	辛、甘	温	肉豆蔻	辛	温

《高血压的魔咒》

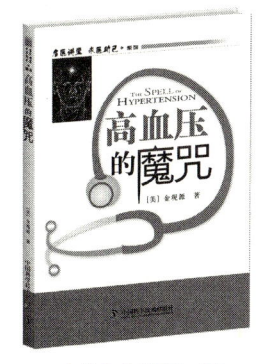

[美] 金观源 著

金观源，美国国际整体医学研究所所长，广州中医药大学名誉教授，北京开放大学客座教授，是国内外系统医学和时间医学的积极倡导者之一。

这是一本警示高血压危险的科普指南，深入浅出地解读其发病与防治的最新研究成果。它将指导您摆脱高血压困扰，防范脑中风恶魔，远离各种并发症杀手。早一点知晓它，明天将少一位危重（偏瘫、心梗或肾衰）患者，高一份生活质量，多一家天伦之乐，避免无知的自责与遗憾……

《老年心血管病和糖尿病的攻防策略——一位资深医学专家的心路笔谈》

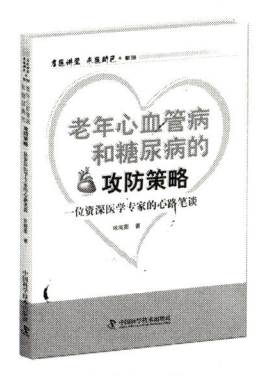

徐南图 著

徐南图，内科主任医师、教授，知名心脏病内科和超声心动图专家，享受国务院特殊津贴。1979年首批公费赴法国访问学者。2002年从北京协和医院离职后，至今仍在从事临床工作。

本书在坚持公益性和科学性的同时，很有针对性，主要针对心血管病预防的关键问题与患者和公众认识中的常见误区。文字通俗易懂，生动活泼，看得懂，记得住，用得上。

——胡大一

**关心老人，就是关心自己！老人的健康就是家人和社会的幸福！
知识交给病人，健康自我管理！最好的医生是自己！
资深专家的解答，必定会使您受益匪浅，健康长寿！**

《挺起健康的脊梁——颈肩腰腿痛防治手册》

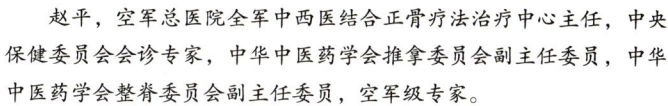

赵平 著

赵平，空军总医院全军中西医结合正骨疗法治疗中心主任，中央保健委员会会诊专家，中华中医药学会推拿委员会副主任委员，中华中医药学会整脊委员会副主任委员，空军级专家。

作者根据二十余年脊柱专病诊治的临床经验，用通俗、理性的语言，从脊柱相关疾病的症状出发，依循病人患病后的逻辑思路，围绕求医问药的始动因素——"症状群"，以非常现实的角度对脊柱源性颈肩腰腿痛进行通俗的剖析。其中以症状为中心的疾病阐述和求医导读分析具有十分鲜明的实用特点和临床实效性，避免了既往的以"诊断病名"为中心的科普教育可能造成患者强制对号和削足适履的阅读误解，帮助患者明确最佳的治疗和康复方案，获得个性化的脊柱保健习惯，从而真正挺起健康的脊梁。

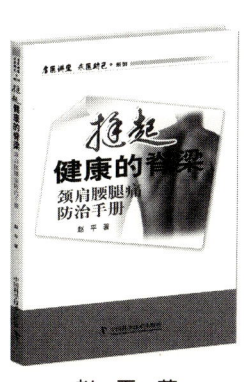